YOGA
para la
calma

Yin Yoga, estrés y emociones

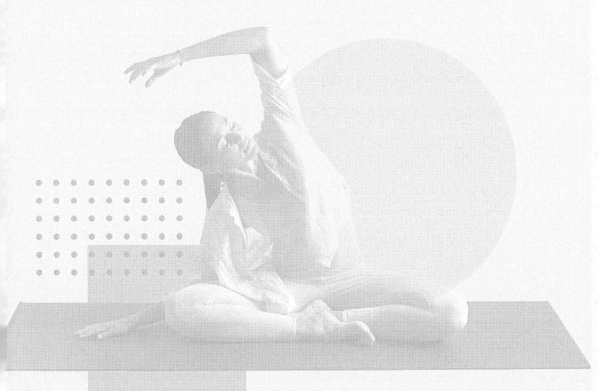

Tamara Suárez Cabo

Prólogo de Borja Sainz

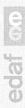

YOGA
para la
calma

Yin Yoga, estrés y emociones

Tamara Suárez Cabo

Prólogo de Borja Sainz

edaf

www.edaf.net

MADRID - MÉXICO - BUENOS AIRES - SANTIAGO

2023

«Más allá de todos los pensamientos,
más allá de todas las emociones, y forma física,
en la calma del silencio descubrimos
quiénes somos realmente.

La vida es la ceremonia,
cómo la vivimos, el ritual sagrado».

—WIND HUGUES

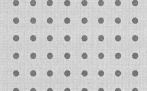

A mi abuela María, que me enseñó el amor por las palabras.

A Borja, que me enseñó el amor por el yoga.

A Daniela, lo que siento por ti es una explosión de sensaciones,
me niego a limitarlo con palabras.

© 2023. Tamara Suárez Cabo
© Diseño de la cubierta e ilustraciones de interior: Marta Elza
© 2023. Del prólogo, Borja Sainz
© 2023. De esta edición, Editorial EDAF, S.L.U.

Diseño de interior y maquetación: Diseño y Control Gráfico, S.L.
Fotografía de la autora: Borja Sainz
Fotografías de portada e interior: Juan de la Fuente

Editorial Edaf, S.L.U.
Jorge Juan, 68,
28009 Madrid, España
Teléf.: (34) 91 435 82 60
www.edaf.net
edaf@edaf.net

Ediciones Algaba, S.A. de C.V.
Calle 21, Poniente 3323 - Entre la 33 sur y la 35 sur
Colonia Belisario Domínguez
Puebla 72180, México
Telf.: 52 22 22 11 13 87
jaime.breton@edaf.com.mx

Edaf del Plata, S.A.
Chile, 2222
1227 Buenos Aires (Argentina)
edafdelplata@gmail.com
fernando.barredo@edaf.com.mx
Telf.: +54 11 4308 5222 / +54 9 11 6784 9516

Edaf Chile, S.A.
Huérfanos 1179 - Oficina 501
Santiago - Chile
Telf: +56 9 4468 05 39/+56 9 4468 0597
comercialedafchile@edafchile.cl

2ª edición, octubre de 2023

ISBN: 978-84-414-4221-4
Depósito legal: M-2224-2023

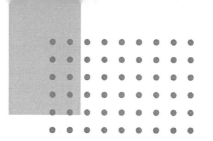

Índice

Yoga para la calma

YOGA
para la
calma

Yin Yoga, estrés y emociones

Un viaje a nuestro cuerpo, mente y emociones

«El viaje es el destino»

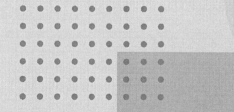

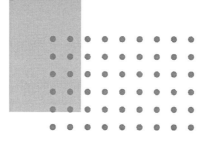

Prólogo

La calma, el primer paso hacia el yoga

Existe una tendencia en el entorno del yoga por la que cada individuo tiende a defender «su yoga» como el «verdadero yoga», asegurando así la autenticidad de lo que practica a base de ir deshaciéndose de toda interpretación, estilo o visión del yoga que difiera de la suya, desbancando en cierto modo a la competencia, y lo que es mejor, eliminando la posibilidad de cuestionar o reflexionar sobre si lo que se está practicando es verdaderamente efectivo.

Sin embargo, esto no es algo simplemente del yoga, es una tendencia humana que nos afecta a todos en todos los campos de nuestra vida, el hecho de necesitar llevar razón, el miedo a equivocarse, la búsqueda de la seguridad; algo que, por desgracia, genera mucho estrés.

La tradición del yoga es harto compleja, pues desde un punto de vista académico tiene alrededor de dos mil quinientos años de historia a sus espaldas (las aserciones de una antigüedad de cinco mil años o más son un tanto difíciles de demostrar), y lo que llamamos yoga, fundamentalmente ligado a la práctica de distintas metodologías, está repleto de cambios, variaciones, interpretaciones e incluso incongruencias a lo largo de la historia.

Uno de los nombres más reconocidos en esta larga evolución del yoga es sin duda Patanjali (*circa* 450 d. C.), y podríamos decir que también uno de los más polémicos, debido a que, de forma recurrente, se suelen citar ciertos aspectos de su obra sin entender correctamente el contexto de la misma.

Veréis, Patanjali y su famoso texto, *Yoga sutra*, al que nos referimos como *Patanjalayogasastra* cuando incluimos el comentario de dichos sutras en la ecuación, están considerados por la enorme mayoría de practicantes en la actualidad como «la biblia» del yoga.

Sin embargo, el texto tiene muy poco que ver con el yoga contemporáneo, ligado enormemente a la práctica de asana, y el contexto histórico y el enfoque de la obra están muy alejados de la práctica actual que llamamos yoga. Incluso su «canonización» es relativamente reciente, ya que durante más de mil años, los sutras apenas tuvieron relevancia en comparación con su estatus actual.

Por ejemplo, los sutras hablan de un enfoque práctico puramente ligado a separarnos de la mente y de la realidad cambiante (a diferencia de 'unirnos', como popularmente se traduce el término *yoga*), enfocándonos en el desarrollo de un estado más allá de la mente para trascender el sufrimiento. No hay referencias relevantes a las posturas, llamadas *asana*, que son básicamente sinónimo de yoga en la actualidad, más allá de ligar asana a un estado sedente para la práctica.

En ese momento histórico, el yoga que Patanjali expone está ligado directamente a un contexto social o de casta, los brahmines, específicamente hombres con un enfoque de vida ascética, desligados de la sociedad y de las responsabilidades mundanas.

Mucho se ha interpretado de dicho texto para poder encajar sus aforismos en la práctica del yoga moderno, para poder dar profundidad al hecho de hacer el pino o realizar una secuencia de posturas sobre una esterilla antideslizante.

Todos queremos lo que la tradición expone, ese estado más allá del sufrimiento, esas cualidades ligadas a la calma y la estabilidad de la mente; sin embargo, todos estamos expuestos a un estilo de vida muy distinto al que se expone como base o punto de partida en la enorme mayoría de textos de corte espiritual (yoga, budismo, jainismo...).

Para entender el yoga actual hay que seguir avanzando en el tiempo, unos mil años después de Patanjali, a través de los cuales veremos desarrollarse la compleja tradición/religión llamada tantra (a todos nos suena, aunque pocos hoy en día la comprenden más allá de la interpretación sexual que se ha popularizado), y más adelante la aparición del Hatha Yoga en el siglo XI.

El Hatha Yoga es algo que hoy nos suena, ya que utilizamos este nombre para las clases de yoga genérico, que no pertenecen a un estilo definido de práctica asociado a una escuela o profesor famoso (como Iyengar, Ashtanga, Sivananda, Bikram o Jivamukti Yoga, por nombrar algunos). Pero Hatha Yoga es un método de yoga que aparece entre los siglos XI y XII d. C. y que presenta por primera vez un enfoque de práctica física estructurado que desciende de prácticas ascéticas y que se enfoca en el desarrollo de *prana* como energía transformadora.

Otro dato relevante es que la mayoría de las prácticas de yoga eran de transmisión oral, y los textos del Hatha Yoga nos presentan una recopilación o compilación escrita y con una estructura hacia un objetivo.

Avanzando en este viaje en el tiempo, llegamos a nuestros días, al estilo de vida occidental, y a un momento histórico en el que hay más personas practicando yoga en sus múltiples variaciones que la suma de todos los practicantes en los últimos dos mil años.

Millones de personas buscan paliar su estrés y sufrimiento físico y mental a través del yoga moderno, ligado a mejorar nuestra salud y bienestar y a conectar con nosotros mismos a través de la espiritualidad que se nos presenta a través de sus prácticas.

Una cosa está clara: la inmensa mayoría de quienes practican yoga en el siglo XXI no lo hacen buscando la iluminación y el trascender esta experiencia dual hacia la esencia de la no dualidad de la consciencia universal… lo practicamos para poder estar bien, relajarnos y sentirnos mejor a nivel físico y mental. Esto puede sonar poco espiritual o, como muchos se quejan, a que no tiene nada que ver con lo que la tradición del yoga representa; sin embargo, yo humildemente digo que se equivocan.

Estar en calma, sentir que tenemos una estabilidad física y emocional, es el primer paso necesario para poder desarrollar el camino que el yoga expone. Quien tras terminar una clase de yoga, de cualquier estilo de los que hoy podemos encontrar en un centro de yoga u *online*, se encuentra mejor de lo que se sentía antes de la clase, acaba de dar el primer paso hacia el estado de yoga: esa calma que sentimos al terminar una clase y que ahora nos permite sentir nuestra mente y reflexionar sobre cómo este estado es el que queremos cultivar en nuestro día a día, libres de tanto estrés, ligeros a nivel físico, relajados y sin necesidad de acudir al alcohol, la comida o la constante estimulación de estar mirando una pantalla para desfogar nuestros nervios.

Durante los veinte años que llevo practicando y enseñando, la mayor revelación que mis alumnos han tenido es ese despertar y esa claridad que les ofrecen estar en calma y estables, algo que solo se consigue de la mano de un profesor experimentado que vaya más allá de la constante repetición de posturas y que, como en el caso de Tamara, sea capaz de inspirar en sus alumnos lo que llamamos la Búsqueda; la Búsqueda de la mejor versión de nosotros mismos en este momento de nuestras vidas.

Este libro está centrado en la Calma, una cualidad muy ligada no solo al bienestar de la mente, sino también al de nuestro espíritu. Somos más felices, creativos y efectivos para lidiar con el estrés cuando estamos en calma y estables. Las prácticas de este libro se centran en la tradición del yoga y en el innovador enfoque de la metodología BSMT® Yoga, que nos presenta un estudio avanzado del sistema nervioso, de las emociones, del desarrollo de la resiliencia necesaria para navegar el trauma… un libro necesario para nuestros días y para despertar la esencia del yoga en cada uno de nosotros en el siglo XXI.

BORJA SAINZ

Yoga para la calma

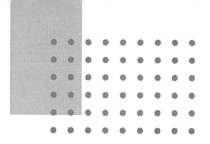

Introducción

Recuerdo perfectamente la primera vez que practiqué Yin Yoga. Incluso cuál fue la primera postura. Era bananasana, al final de una sesión de yoga terapéutico con Borja Sainz. Él nos avisó: «No vayáis muy profundo en la postura, porque vamos a estar un tiempo y os podéis arrepentir».

¿Quién dijo miedo? Fui al máximo de mi rango de movimiento (como luego comprobé que siempre hacen los alumnos principiantes en cuanto les adviertes que haciendo tal cosa la postura se vuelve más dura o difícil).

Los segundos empezaron a correr

La intensidad de sensaciones fue aumentando poco a poco. Y un montón de experiencias quedaron impresas en mí: la fijación por mantenerme en una postura tan simple, practicada mil veces antes y que sentía como nueva, el desconcierto ante cómo algo tan «sencillo» me sacaba de mi zona de confort más que cualquier práctica de yoga que hubiera hecho anteriormente con todos sus saltos, equilibrios, sudores y retos, la idea de estar sumergida en una burbuja de tiempo intangible e infinito, y una pregunta taladrando insistente: ¿cuándo se acaba esto?

La clase terminó; fueron alrededor de seis minutos en una sesión de 75 de la que no recuerdo nada más que aquello. La experiencia nunca se borró. Al igual que una hoja prensada en el barro deja una huella que podemos admirar miles de años después con sus contornos, pequeños nervios y fragmentos de un medio que hoy podemos reconstruir, el tiempo hizo que aquella experiencia quedara impresa con distintos matices que aún hoy puedo revivir y reexperimentar solo con cerrar los ojos, transportándome a ese instante.

Un viaje en el tiempo: y vuelvo a estar en el pequeño estudio en Maja- dahonda, en el espacio exacto que ocupé ese día en la sala, las ven- tanas abiertas, el ruido lejano bullendo en la calle, un cálido día de principios de verano, la luz de la tarde. Como si la experiencia hubiera quedado congelada como una hoja prensada en mis tejidos y mis espon- josos pliegues cerebrales. Fresca, vívida, clara.

Y otros aspectos que no alcanzo a explicar pero que siento si cierro los ojos y vuelvo a aquel momento. Al igual que una magdalena te puede devolver de inmediato a un «mundo perdido», al recordar esta expe- riencia, zonas de mi cuerpo se despiertan en reconocimiento. Son esas sensaciones físicas que el cuerpo no olvida.

También recuerdo perfectamente mi primera clase completa de Yin Yoga. Lo que me atrajo fue el nombre. Las cosas que nos transforman pueden atraernos con reclamos de lo más simplones, incluso ridículos. Sonaba bonito «Yin», relajante, elegante y zen. No recuerdo si partía de la expe- riencia de esa primera postura o no, sinceramente no lo sé. Ya sabemos que recuerdos y experiencias se almacenan de maneras peculiares y que nuestra tendencia a organizarlo en forma de historia muchas veces añade detalles que no estaban en origen.

El caso es que ahí estaba en una clase *online* con una profesora americana, y lo que recuerdo perfectamente es la ira que sentí en la postura de la Oruga, que mantuvimos bastante tiempo, lo que pareció una eternidad. No paraba de mirar la pantalla: ¿se ha parado el vídeo? ¿Me he queda- do sin wifi? Y al comprobar que no: ¿qué hacemos aquí? ¿Qué sentido tiene esto? ¿Pero cuándo vamos a salir? ¡Menuda tontería! Y emociones *in crescendo* de rabia, ira e instintos podría decir casi asesinos. ¡Menos mal que la clase era *online*! :)

Todo mi cuerpo, mente y emociones se rebelaron al unísono. Y terminé la clase entre enfadada y sorprendida.

En ese momento podría haber abandonado, rechazado la práctica de Yin dejándola en el olvido. Pero hay una cosa curiosa que me pasa con aquello que más necesito para avanzar, generar un cambio y transformar. Cuanto más me molestan ciertas prácticas, cuanto más me sacan de mi zona de confort, a la vez despiertan mi interés y curiosidad y suelen de hecho esconder grandes descubrimientos y profundas revelaciones.

Yoga para la calma

Así que seguí, haciendo una clase por aquí y por allá, investigando, practicando, estudiando… hasta que al final ¡me enganchó! No puedo decir más. Básicamente porque no lo sé. En aquella época empezaba a dar clases de yoga y estaba en un momento de practicar todo lo que encontraba y todo lo que podía. El caso es que se deslizó como un elemento imprescindible de mi práctica personal.

El momento de parar, observar, estar con la incomodidad, aprender, explorar, descubrirme. El momento para «no hacer nada» que tanto necesitaba. No es que saliera de clase de Yin y me notara equilibrada, no es una causa-efecto tan inmediata. Solo que poco a poco empezaba a percibir ciertas cosas de manera distinta, algunas de mis reacciones, la manera de entender y recibir lo que ocurría a mi alrededor, dejando que las cosas pasaran, sin obsesionarme, sin dar demasiada importancia a lo que no lo tenía…

Pero además Yin proporcionaba el momento de introducir aspectos de la práctica llenos de belleza, contemplaciones, imágenes, metáforas de la vida cotidiana. Esa dimensión más allá de lo físico hacia terrenos llenos de la poesía, imaginación y misticismo que nos regala la práctica de yoga y que siempre me han gustado.

Cuando algo te funciona y enamora, necesitas compartirlo con los demás (y en yoga se dice que si no lo compartes y te quedas las enseñanzas solo para ti, es mal karma). Así que eso hice: compartir dando clases. Y de ahí, seguir aprendiendo, formarme con los mejores y entender todos y cada uno de los matices de esta práctica. Y seguir practicando, esta es la parte fundamental, porque ahí es donde haces las conexiones, te sumerges en reflexiones, descubres nuevos guiños y paralelismos entre la práctica y la vida.

Luego han venido otras palabras que me han enamorado. Simplemente me llaman la atención, me gustan como suenan o lo que me sugieren (antes de saber su significado, o quizá ya tengo ciertas ideas, de nuevo no lo sé). Eso me ocurrió con el concepto «somático», y tardé mucho tiempo en averiguar realmente lo que significaba, definiciones largas y enrevesadas me alejaban de captar su esencia, de que hiciera clic en mi cerebro. Finalmente lo hizo. Lo somático es lo relativo al cuerpo. Movimiento somático es desde el cuerpo, no desde la mente, como hemos aprendido a vivir. Es devolver la soberanía y mando al cuerpo. Un concepto que adoro. Es sentir, es piel, es soltar la mente, los condicionamientos, patrones, lo supuestamente correcto. Es la validez de tu experiencia, que nadie puede decirte cómo te tienes que sentir ni la manera adecuada de hacer algo. Se aleja de la perfección, no existe, no buscas decir si está bien o mal, porque todo eso son ideas mentales y aquí no caben. Solo te mueves, fluyes, te dejas llevar y grabas en los tejidos.

Es dejar de lado la mente y descender, aterrizar, enraizar, encender la chispa de consciencia de cada una de las células. Es rendirnos a la inteligencia de nuestro cuerpo, soltar los conceptos. Descender a las sensaciones y disolverte en ellas. Es aprender desde el cuerpo. Algo que experimento con la práctica de Yin Yoga, en el movimiento interior que genera la quietud.

También me pasó con la expresión «nervio vago». Imagino que me ha pasado con otras palabras, pero no lo recuerdo, quizá porque no me han llevado a destinos tan interesantes y reveladores. Nervio vago, respuesta de relajación, Sistema Nervioso Parasimpático, conceptos que captaba al azar practicando con distintos profesores y que me llamaban a gritos. Cogí esas hebras dejando que me llevaran al ovillo bien enmarañado del sistema nervioso, las emociones, la conexión cuerpo-mente, la conexión emoción-sensación. Algo que por supuesto me apasionaba. Y ¿sorpresa?, el nervio vago venía a dar respuesta a esa relación.

Mientras enhebraba todos estos procesos y aprendizajes con la práctica y estudios de la tradición del yoga (sin «Yin»), con estancias en la India, haciendo distintos retiros de meditación, dando palos de ciego (se dan muchos en esto del yoga hasta que das con un buen profesor, y eso que yo lo tuve fácil desde el principio al tener siempre las enseñanzas y recomendaciones de Borja Sainz), probando aquí, estudiando allá. Pero, y aquí hay otra «casualidad», siempre terminaba estudiando en *ashrams* o con profesores del linaje de los maestros del Himalaya, incluso aunque «conscientemente» no buscaba que fuera así.

Y ¿qué tiene en común Yin Yoga con la tradición del yoga, con el movimiento somático y con el nervio vago? Pues eso lo descubrirás en las páginas de este libro, y en torno a ello surge la metodología BSMT-Yoga.

Yoga para la calma

Fusionar los últimos conocimientos de los estudios de Occidente con la riqueza y sabiduría de siglos de tradición en la evolución del yoga. Y aplicar todo esto de manera coherente en los tiempos que corren y a cada alumno de manera individual y en el momento presente. Cada persona tiene unas cualidades únicas, sus necesidades, carencias, puntos débiles y fuertes. Lo que le sirve a alguien a otro le irá fatal, incluso uno mismo con el tiempo deberá cambiar su práctica.

Hay que partir del constante estado de cambio en el que estamos sumergidos y adaptarnos, tener las herramientas y voluntad de liberar, movilizar y transformar.

De hecho, esos son los tres pilares de la práctica en BSMT-Yoga:

- *Liberar:* soltar, deshacer todos los pequeños patrones, capas, escudos que ya no me sirven y me impiden avanzar e incluso ver la realidad de las cosas. Pues hay que hacer espacio antes de recibir algo nuevo. Yin Yoga es una manera de practicar que pertenece a este primer cuerpo, además de otras variadas técnicas de yoga como las que encontrarás referentes a movimiento consciente, trabajo emocional, relajación o meditación en el presente.
- *Movilizar es el segundo paso o rama.* Estimular, activar, reprogramar. Salir de cierto estado para dirigirnos hacia uno mejor; desarrollando la capacidad que nos mantenga en la práctica, desarrollar la inercia positiva para no volver atrás, a estancarnos. Y en caso de hacerlo, recordar que tenemos el poder de seguir adelante a nivel físico y mental.
- *Transformar,* en tercer lugar, recoge las prácticas más avanzadas de yoga. Necesitamos cuerpo y mente en calma, estables, con la suficiente fuerza, claridad y foco como para poder asimilar de manera segura la gran descarga de energía que suponen estas técnicas.

Este proceso no es lineal (¿qué lo es?), cada día necesitaremos soltar y movilizar, y podemos introducir pequeñas semillas de transformación para que nuestro sistema nervioso se vaya acostumbrando, pero deben estar bien engranados los dos primeros pasos antes de que nuestra práctica se limite solo a transformar.

Volviendo a la pregunta: ¿qué tiene en común Yin Yoga con la tradición del yoga, con el movimiento somático y con el nervio vago? Ya lo he empezado a desvelar en esta introducción. Es saber y no saber, momentos de desconcierto, de confianza ciega, experimentar y tener una intuición profunda de cosas que sientes desde el cuerpo, revelaciones viscerales, conceptos claros y analíticos, momentos de desconcierto, de sorpresa, de inspiración, de rechazo, de hilos que conectan durante un segundo y cuyo rastro desaparece un instante después, dejándote la sensación de saber algo pero no poder explicarlo ni plasmarlo en palabras, la duda de si realmente has llegado a atisbar nada. Es no saber si fue antes el huevo o la gallina, pero saber que ha pasado algo, aunque no sabes exactamente qué, pero sí la sensación que te produce, y que cuanto más intentas entenderlo y apresarlo más se deshace. Voluta de humo que se disuelve ante ti.

Hay cosas que sabemos de dónde vienen y otras no, y está bien que sea así, eso no las hace menos reales. Hay experiencias que son físicas, de las que no podemos trazar su recorrido ni origen, simplemente aparecieron y nos han cambiado. De otras sabemos por qué nos funcionan y afectan, esto me sienta bien, esto no, me he dado cuenta de que… sabiendo que muchas veces añadimos con nuestra charla detalles que en origen no estaban ahí, ¿los ponemos para explicárselas a los demás o a nosotros mismos? ¿Para explicar o validar? ¿Para darles sentido? Hay cosas que no van a tener sentido nunca, esa es la gracia de estar vivos, mantenernos en ese espacio liminal o de transición constante. De estar aquí y al mismo tiempo estar avanzando hacia el siguiente.

Somos un compendio de células, impulsos eléctricos, pensamientos, químicos, tejidos, fluidos, sensaciones… no sabemos muy bien cómo funciona todo y la relación entre sí. Vamos descubriendo cosas, diseñando mapas, pero ¿no es todo este lío, esta maraña, la magia y el misterio, lo que lo hace todo más excitante e interesante?

Por eso hay dos partes en el libro: una que explica todo lo que sabemos sobre por qué funcionan las prácticas, y otra que trata simplemente de experimentar y descubrirte a ti con respecto a la práctica. Una apela a nuestro cerebro y la otra al cuerpo. Dos maneras de entender y aprender, de experimentar.

Hay dos mundos, dos realidades (¿o quizá son más?) en apariencia distintas pero que conforman una sola. El pequeño microcosmos de nuestra existencia. Yin Yoga es como el agujero de conejo que nos lleva a descubrirlo.

Cómo leer este libro

«Está en nuestro ADN desear saber nuestro destino…
El problema es que asumimos que el destino es una cosa
sólida, una estructura ya construida como el Taj Mahal,
cuando la verdad es que nuestro destino es más como el
sueño de un roble recogido dentro de una bellota. Dentro de
cada uno de nosotros hay un mapa de posibilidades, un sello
de crecimiento que deja amplio espacio para lo inesperado.
Como una semilla plantada en un mundo de clima cambiante,
cualquier número de cosas que pueden potencialmente
aparecer en este curioso camino llamado destino».

.... AUTOR DESCONOCIDO ...

En este libro empezamos con la teoría, con el porqué y para qué y continuamos con la práctica. Pero mi recomendación es que empieces al revés. Que primero practiques y luego entiendas. Tener antes la experiencia sin condicionamientos, filtros ni sugestiones. Practicar por el gusto de practicar y saboreando cada minuto de la práctica.

Y te puedes quedar ahí. De hecho, la capacidad para transformarte reside en eso precisamente.

Pero si tienes curiosidad por saber por qué estas prácticas llevan a la calma, qué efectos tienen en tu cuerpo, la visión occidental, la visión de la tradición del yoga, los últimos descubrimientos y aspectos interesantes sobre el cerebro, la importancia de repetir… Si te gusta analizar y deshacer cada práctica y por qué es tan efectiva, después de practicar lee y pasa al apartado teórico. Deja que el cerebro participe del proceso.

Cuando se produce la alquimia entre cuerpo y mente, una nueva manera de aprender y movernos aparece, una fusión, un híbrido.

Hay tres maneras de aprender:

- Con las experiencias corporales, físicas. El terreno del cuerpo.
- Con el entendimiento y el estudio. El terreno de la mente.
- Dejando que nuestra experiencia física se vea enriquecida y llena de matices con la participación de la mente, de entender lo que hago.

Para luego soltar lo que sé y guiarme a experimentar de otra manera. Fusión mente-cuerpo.

Todas son importantes, diferentes, aportan y les falta algo. Experimenta y descubre cómo es tu proceso de aprendizaje. En cada persona es distinto.

Mi consejo es que empieces teniendo solo la experiencia física y no pienses en por qué haces esto, cuál es la secuencia, el objetivo, etc. Es importante comenzar de esta manera porque, una vez esté la mente a bordo, ya no hay vuelta atrás, la experiencia quedará marcada por lo que sabemos. Así que vive tu experiencia fresca, como en la piel de un niño, nueva y sin motivos. No te prives de tener tu primera vez, practica como por sorpresa. Ese conocimiento se quedará impreso, acompañándote de por vida.

Qué encontraré en estas páginas

Si ya has practicado Yin Yoga, quizá lo que te interesa es pasar directamente a entender por qué te sienta tan bien, o por qué no te gusta cuando a tantos sí. Adelante. Muchas veces entender nos permite valorar las prácticas y nos anima a seguir, disolviendo las dudas. Entender lo que hacemos nos llena de poder. También si a nuestro cuerpo no le gusta la práctica, solemos rechazarla, y si nos gusta, generamos dependencia y apego. Es importante entender y atar cabos para dar sentido a lo que practicamos.

Ver un libro de yoga lleno de posturas siempre me genera el mismo pensamiento. Da igual qué postura hagas o en qué posición pongas tu cuerpo. Lo más importante es qué está pasando dentro de esa estructura, en concreto, dónde está tu atención. Por eso en este libro encontrarás información sobre el aspecto externo de la postura pero, sobre todo, de lo que ocurre dentro, y cómo dirigir nuestra atención. No es un libro de biomecánica o anatomía, es un libro de prácticas para la calma, y la calma puede imitarse con el cuerpo, pero es algo que no se ve, sino que se cultiva y surge de dentro.

Aprenderás a practicar Yin Yoga, un estilo fácil y suave que lo único que requiere es que prestes atención, respetes tus límites y dediques tiempo. Nada más. No hace falta que tengas experiencia previa o un cuerpo flexible, ni que seas tranquilo o espiritual. Aunque quizá todo esto llegue con el tiempo. Pero no es un requisito. ¿Parece difícil? Si sigues leyendo, comprenderán cómo es posible.

También entenderás cómo practicar sin miedo a lesionarte, a descubrir tu cuerpo, su movilidad, sus bloqueos (físicos, ¡sí! pero también energéticos o emocionales), para que empieces a recuperar el contacto con todo lo que se esconde bajo tu piel; este vehículo de tus emociones, morada de tu alma. Y desde ahí, empezar a hacer los cambios.

Yoga para la calma

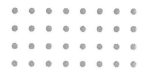

Sin punto de partida no hay progreso. No hay avance sin saber de dónde venimos. Cada persona tiene un camino, una manera de experimentar y entender, de practicar y percibir. Una de las claves es descubrir de dónde partimos. No dónde nos gustaría estar o creemos que deberíamos estar, sino dónde estamos realmente. Volveremos a este aspecto fundamental una y mil veces.

Pero además encontrarás más ideas para la calma. Una de mis prioridades como practicante y al compartir sobre Yoga es ver cómo la práctica afecta a nuestra vida, cómo aplicar sus distintas metodologías en el día a día. Ese yoga más allá de la esterilla. No podemos esperar grandes cambios en nuestro bienestar si solo nos limitamos a estirar nuestro cuerpo un ratito al día, con la mente a cien kilómetros del presente y olvidándolo todo nada más terminar.

Así que encontrarás distintas técnicas para hacer durante el día sin necesidad de esterilla, pero que refuerzan lo que haces en ella. Es vivir el yoga. Te permitirá conectar cómo lo que trabajas en tu interior se refleja en tu vida exterior.

Hay una frase clave en Ayurveda y Tantra: «*Yatha Pinde, Tatha Brahmande*», que podemos traducir así: «Como en el interior, en el exterior; como en el macrocosmos, en el microcosmos». Nuestro cuerpo es un reflejo del universo; nuestros ritmos internos (de respiración, circulación, emocionales, hormonales, etc.) se ven afectados por los de la naturaleza y el cosmos (día-noche, caras de la luna, estaciones, etc.).

Esto me gusta extrapolarlo a un plano más pequeño. Lo que ocurre en la esterilla empieza a tener efectos en nuestra vida diaria: y lo que nos ocurre en el día a día tiene un impacto en nuestra práctica. Hay una retroalimentación muy bonita y llena de paralelismos y símiles.

Si hemos dormido mal, comido mucho, estamos enfadados, estresados, en pleno proceso de cambio… Desde lo más simple a lo más abrumador, cualquier pequeña cosa se va a reflejar en nuestra práctica. Y de igual manera, lo que practicamos en la esterilla (observar reacciones, paciencia, concentración, cultivar una atención testigo, no juzgar, aceptar, respirar en lo incómodo…) de repente empieza a filtrarse en nuestra vida, en nuestras respuestas, actitudes e incluso preferencias. Muchas veces de manera inesperada, porque es impo-

Si eres profesor de yoga, podrás utilizar las muchas prácticas de este libro: Yin Yoga, respiraciones, contemplaciones, meditaciones, ideas… ya sea para tu práctica y bienestar personal, ya sea para incorporarlas en clase con tus alumnos.

Si eres profesor de Yin Yoga, espero que este libro enriquezca tu práctica, le dé una dimensión nueva, se enciendan chispas de entendimiento y te sirva para seguir cuidándote, practicando y compartiendo ilusionado.

En este libro también encontrarás explicación a muchas cosas que a veces pueden parecer ambiguas o más cercanas al ámbito de la fe. Si te gustan las explicaciones científicas tanto como el aspecto esotérico del yoga, tu curiosidad se verá satisfecha.

sible prever cómo se va a manifestar la práctica en nuestra vida, pero no dudes de que lo hará.

Si siempre has huido de las prácticas relajantes y lentas porque te consideras una persona inquieta, nerviosa, distraída, agitada… también hay consejos e ideas para ti, de manera que puedas preparar tu cuerpo y tu mente para estas prácticas receptivas.

Hay libros, referencias, autores, para que puedas seguir descubriendo, cogiendo hilos de sabiduría que te llaman, que se quedan vibrando en tu interior. El viaje del Yoga es infinito, abarca cada aspecto y prisma del ser humano, al igual que pasa con Wikipedia, donde entras a buscar un concepto y pinchas el enlace a otro que te interesa y de ahí a otro y tu búsqueda de los reyes godos te lleva a una receta mongola o a un hueso del cuerpo humano. En Yoga quizás empieces buscando prácticas para la calma, y puedas terminar practicando budismo, volviendo a clases de baile o haciendo las paces con tu peor enemigo.

El objetivo es que aprendas por qué, pero sobre todo qué, cuándo, cómo y para qué; mi aproximación es principalmente práctica. Muchas veces entendemos que tenemos que hacer ciertos cambios o relajarnos, desconectar, ir al interior, descansar, soltar… Todo eso que se dice, pero… ¿cómo se hace? ¿Cómo sueltas? ¿Cómo liberas? Ese es mi propósito, darte esas herramientas, pasos y técnicas de manera sencilla para que no sean una teoría ni un concepto abstracto sino una realidad, que no se queden en otro conjunto de conceptos aparcados en un rincón del cerebro ocupando espacio y cogiendo polvo, que empieces practicando y la experiencia poco a poco vaya definiendo el concepto.

Empieza el viaje hacia tu interior.

https://www.youtube.com/channel/UCMLF-udogRWTJ98ut5_kv1Q

A través de este código QR encontrarás clases *online* donde practicaremos juntas algunas de las secuencias más interesantes recogidas en estas páginas.

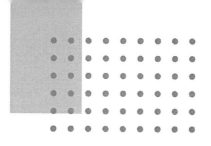

Capítulo 1

Yoga para la calma

¿Por qué calma?

El objetivo del yoga es *Yogah*, el estado de yoga o liberación, realización del Ser, *moksha, samadhi, kaivalya...* podemos llamarlo de muchas maneras.

Pero en el camino hacia ese objetivo podemos tener otros temporales que nos ayudan a ir suavizando los desequilibrios que nos alejan del estado de yoga. Mejorar nuestra vitalidad, el sistema inmune, capacidad de concentración, respiración, energía... y por supuesto relajación, calma, quietud.

Durante la práctica hay muchos momentos en los que tenemos pinceladas o chispazos que nos acercan al estado de Yogah: todas esas veces que nos sentimos en calma, concentrados, contentos, en silencio interior. A este estado lo llamamos *soma*, y es la antesala de *samadhi*.

Calma, silencio, contento son palabras que recogen el objetivo de este libro, de estas prácticas: que estés cómoda en tu propia piel tanto como para poder mantenerte en calma, encontrar silencio interior y una sensación inquebrantable de contento. Contento como una emoción estable, una base o subcorriente que hila cada uno de nuestros minutos, que se mantiene sin importar las circunstancias a nuestro alrededor.

Para dirigirnos hacia la calma, veamos lo que nos aleja de ella: inquietud, miedo, prisas, ansiedad, agitación, dudas... Todo nos lleva al estado de estrés, porque el estrés es azuzado por la prisa y en él subyace el miedo a no estar, no lograr, no alcanzar, no llegar, y una agitación constante por eliminarlo, un movimiento constante porque quietos creemos no estar haciendo nada, pero ¿qué hacemos? ¿Será lo correcto?

Estas no son prácticas para movernos como una manera de huir de nuestro miedo, de la falta de control. Aquí nos sentamos y observamos todas esas construcciones mentales, todas esas sensaciones, cómo se transforman en emociones y qué esconden detrás. Aprendemos a mirar, aprendemos a esperar, aprendemos a movernos cuando es necesario. Aprendemos a estar en calma, porque todo puede agitarse a nuestro alrededor, pero cultivamos un espacio firme en nuestro interior que nos sirva de orza en medio de la tormenta.

La práctica de yoga no va a alejar las dificultades e incertidumbres de la vida, pero nos va a dar técnicas y puntos de apoyo para mirarlas y enfrentarlas de distinta manera.

Hay una frase marinera que aprendí leyendo a Jesús Terrés: «ser orza y no ancla». Una orza es un contrapeso sumergido que llevan los veleros para que no vuelquen, mientras que el ancla es algo hundido en la tierra que nos mantiene quietos y nos impide avanzar.

Busquemos esa orza, esa estabilidad y calma en nuestra vida; afinemos nuestras herramientas contra el estrés a nuestro alrededor y en nuestro interior. Pero avanzando y aceptando el cambio, no quedándonos estancados.

¿Recuerdas la frase «*Yatha Pinde, Tatha Brahmande*»? Nuestro cuerpo, nuestros sistemas van a reflejar lo que perciben a su alrededor. Muchos no podemos evitar vivir en ciudades llenas de estímulos, con personas y en entornos llenos de estrés, pero podemos contrarrestarlo y compensarlo con distintas prácticas, cultivando un relajante jardín interior.

Primero definamos un poco mejor qué es estrés. El estrés es muy importante en las prácticas de este libro, no solo como enemigo a mantener a raya. También hay veces en que lo buscaremos, pronto entenderás por qué.

El estresado siglo XXI

Hay muchas enfermedades protagonistas en el siglo XXI, pero en este libro nos vamos a focalizar en el estrés, cuyas cifras son espeluznantes y puede ser el detonante de muchos males tanto físicos como emocionales o mentales.

Yoga para la calma

La primera definición de estrés la formuló Hans Selye en 1936: «la respuesta inespecífica del cuerpo ante cualquier exigencia de cambio».

Por lo tanto, el estrés no es intrínsecamente bueno ni malo, es simplemente cualquier cosa que reclama nuestro esfuerzo. En España, la definición de la RAE proporciona una visión negativa del estrés, pero esa falta de matiz hace que a nuestra perspectiva también le falte profundidad. No todo es blanco o negro, y aquí la tonalidad de grises es clave porque el estrés es fundamental para nuestra supervivencia o puede literalmente matarnos.

El estrés es una respuesta de nuestro cuerpo ante el cambio, algo que nos saca de nuestra zona de confort. Nos obliga a pensar, reaccionar, buscar maneras para volver al estado de equilibrio, comodidad y mínimo esfuerzo.

Conducir, relacionarnos con los demás, buenas o malas noticias, un embarazo, un cambio de trabajo… todo son ejemplos de situaciones estresantes, pero no en sí negativas. El estrés es imprescindible para avanzar, mantenernos sanos, evolucionar… sobrevivir.

El quid de la cuestión con el estrés es, como con todo: la cantidad. Ni mucho ni poco, en el aristotélico punto medio está la virtud (y la salud).

Tipos de estrés

Veremos dos tipos de estrés que están relacionados con la materia de este libro:

Estrés físico: es el estrés que ejercemos en nuestros tejidos: huesos, músculos, ligamentos, articulaciones, etc. Sabemos que el estrés en exceso puede ser dañino, pero cuando se aplica en pequeñas dosis genera resistencia, fuerza o lo que se llama antifragilidad. Como dice Bernie Clark: «Todos los organismos vivos se fortalecen con tiempo y estrés».

Pero es importante que sea un estrés controlado, adecuado, y que dejemos tiempo para descansar y recuperarnos. El ejercicio físico debilita los tejidos pero, tras un tiempo de reposo, se recuperan, creando fibras que los fortalecen y vuelven más resistentes.

Aquí nos centramos en prácticas de Yin Yoga, cuyo objetivo son los tejidos profundos del cuerpo: tejido conectivo, articulaciones, ligamentos, tendones y huesos, que, como todo tejido, necesitan estrés para mantenerse sanos. Sin embargo, el tipo de estrés es importante y debe ser al estilo Yin: suave y mantenido durante un tiempo.

Estrés mental/emocional: cualquier situación de estrés nos empuja a encontrar salidas, reinventarnos, eliminar lo que ya no sirve, sacar nuestros recursos... cultivar resiliencia o capacidad de adaptación emocional.

El problema es cuando esa situación de estrés aumenta y no termina. Si sigue alargándose en el tiempo, puede hacer que no logremos devolver el Sistema Nervioso Autónomo a un estado neutro, quedándonos constantemente agitados o desmotivados.

O puede que no podamos digerir e integrar una experiencia, ni procesar los pensamientos, recuerdos y emociones asociados a ella; nos sentimos desbordados y atrapados en ese acontecimiento. En estos casos, se pueden desarrollar síntomas de estrés postraumático; somos incapaces de metabolizar la experiencia que nos persigue, reproduciéndose una y otra vez.

Cuando hablamos de estrés, depresión, ansiedad, miedo, angustia, TEPT... todo está encriptado en el funcionamiento de nuestro Sistema Nervioso Autónomo.

Niveles de estrés mental/emocional

Como hemos visto, el estrés en sí no es malo, depende de la cantidad. Podemos establecer tres intensidades y sus efectos:

- *Poco estrés:* la mente está en calma y tranquila y el cuerpo relajado, ritmo cardíaco y presión sanguínea estables. Están presentes las funciones de descanso, relajación y digestión.
- *Estrés beneficioso:* aumenta nuestra alerta, energía, optimismo, capacidad cognitiva y productividad. El cuerpo aumenta el ritmo cardíaco y respiratorio, hay más tensión muscular. Nos permite actuar rápidamente, terminar proyectos, estar atentos y, lo más importante, podemos volver rápidamente al estado anterior de poco estrés y calma.
- *Estrés dañino:* la mente llena de pensamientos acelerados, preocupaciones y miedos. Conduce a la pérdida de memoria a corto plazo, dificultad para concentrarnos, pesadillas, pesimismo, depresión, irritación, ansiedad y mal humor.

Yoga para la calma

Cuando sufrimos estrés constante, el Sistema Nervioso Simpático (SNS) continúa liberando hormonas del estrés (catecolaminas), como el cortisol, que es tóxico en grandes dosis. Mientras, el Sistema Nervioso Parasimpático (SNP) sigue proporcionando energía, lo que agota nuestras reservas, nos sentimos exhaustos y otras funciones esenciales reguladas por el SNP no pueden funcionar adecuadamente. La acumulación de hormonas del estrés puede dar lugar a diferentes problemas de salud o trastornos:

- *Sistema inmune:* no se adapta al estrés a largo plazo, pero permanece activo en un nivel de funcionamiento bajo. Al debilitarse su capacidad de reacción, somos más propensos a las enfermedades, y puede activar enfermedades autoinmunes o crónicas.

- *Sistema digestivo:* genera problemas de absorción y eliminación: indigestión, acidez, úlceras, diarrea, estreñimiento, colitis y desórdenes de alimentación.

- *Problemas de fertilidad o menstruales* debido a los cambios en los niveles de estrógenos y progesterona.

- *Cardiovasculares:* hipertensión, palpitaciones, arritmias, enfermedades cardíacas.

- *Diabetes* debida al efecto del cortisol en el glucógeno.

- *Respiratorios:* asma, respiración corta y agitada, lo que genera una sangre más ácida y, por tanto, inflamación.

- *La respuesta de inflamación crónica* de nuestro cuerpo nos hace más vulnerables a sufrir enfermedades cardiovasculares, diabetes, desórdenes gastrointestinales, artritis, cáncer y otras en las que la inflamación juega un papel clave.

- *El estrés* puede llegar al interior de cada célula, impactando negativamente en nuestros cromosomas y acelerando el proceso de envejecimiento.

- *Desórdenes del sueño:* puedes llevarte el estrés a la cama, es decir, tus músculos continúan tensos y las hormonas del estrés elevadas, haciendo que las horas de sueño no sean tan relajantes ni reparadoras como necesitas.

- *Otros:* tensión muscular, incapacidad para relajarnos, bruxismo, sudor, alergias, dolor de cabeza, dolor crónico y fatiga crónica.

A todo esto hay que añadir los efectos en nuestro comportamiento, pues no podemos desenvolvernos de manera efectiva. Tiene un impacto en nuestras relaciones con los demás y, más importante, con nosotros mismos (poca consciencia corporal, interpretación alterada del dolor, dificultad para identificar señales del cuerpo), alteraciones de la conducta (como mala alimentación, falta de ejercicio o abuso de sustancias), vulnerabilidad a distorsiones emocionales (ansiedad y depresión), dificultad para concentrarnos, aumento de interacciones sociales negativas, etc. Los desórdenes físicos conllevan cambios de comportamiento, que a su vez tienen consecuencias en nuestra fisiología y biología y que continúan dañando nuestro cuerpo. Es la conocida pescadilla que se muerde la cola.

Aquí es donde entra *Yoga para la calma*: muchas veces se confunde yoga con las posturas o *asanas*, y en esa clasificación dejamos de lado el 90 % de las prácticas de yoga verdaderamente transformadoras: respiración, concentración, meditación, relajación, contemplación, análisis personal… Ese foco en el aspecto físico de la práctica nos lleva a valorar algo externo, estético (la belleza o dificultad de una postura), ignorando si nuestro cuerpo puede hacerla o no y olvidando preguntarnos: ¿cuál es el objetivo?

Por ejemplo, es divertido poner la pierna detrás de la cabeza, pero ¿qué me aporta realmente? ¿Voy a ser más feliz, voy a estar más en calma, me enfadaré menos?

Y estas preguntas son realmente yoga. Observemos y analicemos nuestros patrones, hábitos, tendencias, deseos e impulsos: ¿a qué obedecen? El yoga nos enseña a vivir una vida plenamente consciente, no solo de la realidad en la que nos desenvolvemos, sino de cómo interactuamos con esa realidad. Y nos da herramientas para entendernos y eliminar el sufrimiento. Para eso fue diseñada la práctica de yoga, ese ha sido el objetivo y la búsqueda de cientos de yoguis a lo largo de miles de años, y es la parte más aplicable y transformadora en nuestra vida moderna. Poner la pierna detrás de la cabeza, no tanto. Hay prácticas que nos van a ayudar mejor a alcanzarlo —gimnasia, por ejemplo— mucho más efectivas, porque han sido diseñadas para ello.

Yoga es otra cosa. Necesitas un cuerpo estable, sano, pero no para hacer una postura sostenida sobre los brazos, sino para poder mantenerte muchas horas sentado en meditación, lidiando con tu mente.

Es fácil vivir en modo estrés, lo que nos lleva a buscar estilos de yoga o deportes que nos permitan descargar cortisol a través de la acción. Pero quizá es el momento de valorar y priorizar prácticas de yoga que despierten la respuesta de relajación del cuerpo, una respuesta aprendida y que puede ser entrenada como un músculo. Unas prácticas en las que empiezas a notar los cambios poco a poco. Esa capacidad de «reprogramación», de aprendizaje y transformación es lo fascinante de nuestro sistema nervioso.

Necesitamos romper los ciclos nocivos e innecesarios y valorar qué nos importa más, si nuestros riñones o los isquiotibiales, tener bien el sistema digestivo o poner una pierna detrás de la cabeza.

Recuerdo una frase de Borja Sainz que me encanta sobre las expectativas que ponemos en la práctica de yoga: «El yoga no está aquí para solucionarte la vida, está aquí para darte claridad y consciencia, para que seas crítico y empieces a resolver lo que tienes que resolver. Antes de comenzar a hacer, primero mira a ver qué puedes deshacer».

Nuestro sistema nervioso

«Para tener una nueva experiencia, es necesario liberar el control del sistema nervioso, de manera que los antiguos hábitos no sigan dirigiendo el resultado y una nueva experiencia celular pueda aparecer».

«En nuestra cultura, el aprendizaje se considera una función del sistema nervioso que graba y almacena patrones de movimiento y conducta y, una vez almacenados, puede recuperarlos y controlar la experiencia a través del hábito, recuerdo y proyección.

El sistema nervioso graba la experiencia presente, la integra con experiencias previamente guardadas, la interpreta dentro del contexto de su historia, la guarda en la memoria y proyecta la coordinación de todo hacia el futuro en forma de expectativa».

. . . . BONNIE BAINBRIDGE COHEN . . .

El sistema nervioso es el sistema más complejo del cuerpo humano. Entre sus funciones están las de controlar, regular y comunicar, así como ser el centro de la actividad mental, lo que incluye pensar, aprender y memorizar. Es responsable de controlar los movimientos voluntarios así como los involuntarios. Regula el funcionamiento de los órganos viscerales (estómago, corazón, hígado, pulmones, etc.) y mantiene la homeostasis o el equilibrio interno ante los constantes cambios; esto lo hace con ayuda del sistema endocrino. Muy importante, y una de las claves que veremos aquí con respecto al estrés, es que permite nuestra supervivencia, ya que está siempre supervisando y alerta ante lo que supone una amenaza. Nos pone en contacto con nuestro interior y el entorno que nos rodea, siendo el intermediario entre ambos. Y por último, está íntimamente relacionado con nuestro estado emocional, lo que influye directamente en nuestro comportamiento.

Todo lo que hacemos tiene un gran impacto en el sistema nervioso (desde ahora, SN), un sistema muy delicado, receptivo y cambiante. Nuestro bienestar y salud dependen de tener un SN adaptable y funcional, lo que se conoce como resiliente. El sistema nervioso es un «tema» muy amplio y complicado que intentaré simplificar en este apartado, aun a riesgo de alterar la calma de expertos en el sistema nervioso, médicos, neurólogos, etc. Pero el objetivo es hacer «masticable» y entendible esta parte de nuestro cuerpo que afecta de manera crucial a nuestro estado de ánimo, emociones y comportamiento. El fin es que podamos reconocer la teoría en nuestra experiencia y de esta manera conocernos mejor y poder así aplicar distintas técnicas.

El SN está formado por el cerebro, el tronco del encéfalo, la médula espinal, los nervios craneales, espinales y entéricos. Vamos dividiendo en partes hasta llegar a lo que nos interesa en este libro.

Podemos distinguir entre:

- *Sistema Nervioso Central (SNC)*: encéfalo, médula espinal y retinas oculares.
- *Sistema Nervioso Periférico (SNP)*: conjunto de neuronas, ganglios y nervios fuera del cerebro y la médula espinal.

Aquí nos centraremos en el SNP, que nos comunica con el exterior, coordina movimientos a través de las neuronas motoras y recibe información sensorial a través de las neuronas sensoriales.

Yoga para la calma

Sistema Nervioso Central (SNC)   Sistema Nervioso Periférico (SNP)

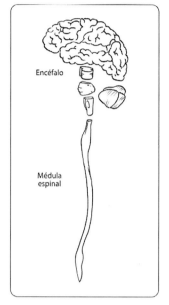

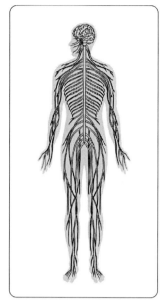

Dentro del Sistema Nervioso Periférico (SNP) distinguimos entre:

- *SN somático:* controla movimientos voluntarios: lo que decido hacer a voluntad. Gran parte de lo que practicamos cuando hacemos asana o posturas de yoga.
- *SN autónomo:* controla las respuestas involuntarias como la digestión, la circulación, el ritmo cardíaco, la presión sanguínea, la respiración, la temperatura y el sudor, el metabolismo, la respuesta sexual y la función reproductora, la micción y la defecación, la habilidad para despertarnos y quedarnos dormidos… Mantiene la homeostasis o capacidad de mantener el funcionamiento óptimo del cuerpo. A nivel sensorial, se encarga de la interpretación de un estímulo sensorial externo y la gestión del dolor. Pero, además, da forma a nuestra respuesta emocional y los tipos de soluciones que podemos presentar ante situaciones estresantes, estando el llanto y otras manifestaciones de nuestra mundo emocional entre sus funciones.

Seguimos haciendo *zoom* en áreas concretas del SN y vamos a poner el foco en el Sistema Nervioso Autónomo (SNA), que funciona de forma involuntaria y está formado por el tronco del encéfalo, doce pares de nervios craneales y treinta y un pares de nervios espinales.

El Sistema Nervioso Autónomo se divide a su vez en tres ramas:

- *Sistema Nervioso Simpático (SNS)*, que responde ante el estrés de la vida diaria (incluidos peligros o amenazas) así como ante otros tipos de estimulación o agitación.
- *Sistema Nervioso Parasimpático (SNP)*, responsable de las necesidades reparadoras del cuerpo: relajación y digestión, asociadas con la función del nervio vago. Además de calmar la estimulación del SNS (freno vagal), activa las secreciones del Sistema Nervioso Entérico. El SNP se subdivide en dos ramas: el complejo vagal ventral (CVV) y el complejo vagal dorsal (CVD).
- *Sistema Entérico (órganos viscerales)*, responsable de las funciones del sistema gastrointestinal y la liberación de distintos químicos en la sangre como la dopamina, la norepinefrina y la serotonina, los principales agentes del SNA, neurotransmisores.

Sistema Nervioso Autónomo

Sistema Parasimpático	Sistema Simpático
Contraer pupilas	Dilatar pupilas
Estimular salivación	Inhibir salivación
Contraer vías aéreas	Relajar vías aéreas
Ralentizar pulsaciones	Subir pulsaciones
Estimular actividad del estómago	Inhibir actividad del estómago
Inhibir liberación de la glucosa	Estimular liberación de la glucosa
Estimular vesícula biliar	Inhibir vesícula biliar
Estimular actividad intestinal	Inhibir actividad intestinal
Contraer vejiga	Segregar epinefrina norepinefrina
Promover la erección genital	Relajar vejiga
	Promover eyaculación y contracciones vaginales

Sistema Entérico

Advertir sobre el hambre y la saciedad

Yoga para la calma

Nuestro Sistema Nervioso Autónomo no ha cambiado mucho desde la época de las cavernas. Ante una amenaza responde igual que entonces (sin importar que esta sea provocada por un depredador o un *email* desagradable de nuestro jefe): se va a activar el Sistema Nervioso Simpático, también conocido como la respuesta «lucha-huida».

El SNS induce la reacción ante el estrés, activando las glándulas adrenales que segregan hormonas del estrés, lo que afecta a funciones internas: aumenta el ritmo cardíaco, la presión sanguínea y el ritmo de la respiración; la sangre abandona los órganos y se dirige a las extremidades, preparándonos para defendernos o huir, se inhibe la actividad de estómago e intestinos, se dilata la pupila, se inhibe la segregación de saliva, aumentan los niveles de azúcar para proporcionar más energía, y disminuye la respuesta inmune (entre otras). Nos permite reaccionar con rapidez, nos hace sentir más ansiosos. Actúa como el acelerador del cuerpo.

> Cada vez que inhalas, se activa el SNS
> y la adrenalina acelera el corazón.

El SNS nos permite ponernos a salvo ante una amenaza. El problema viene cuando una situación de estrés se perpetúa. Esto puede derivar en que el SNS se quede crónicamente activo y no podamos «desconectarlo» y entrar en el estado de «descanso y digestión», que es como se conoce al Sistema Nervioso Parasimpático, que promueve las funciones de mantenimiento de la vida como restaurar, descansar y digerir, así como la actividad endocrina. Cuando se activa el SNP disminuye el ritmo cardíaco, la presión sanguínea y el ritmo respiratorio, se relajan los músculos, la sangre se dirige a los órganos, la pupila se contrae, estimula la salivación, se activa el proceso de la digestión (actividad del estómago, intestinos y vesícula), se activa la respuesta inmune, nos permite conservar energía y nos revitaliza. Te hace sentir en calma y estable, enraizado. Proporciona energía al SNS durante el estrés y es a la vez su freno, activando la respuesta de descanso para restablecer el equilibrio tras la agitación.

> Cuando exhalas, activas el SNP, que relaja el ritmo cardíaco
> y ayuda a calmarnos.

Ambos funcionan en sinergia, juntos, son como una pareja, generan un estado de equilibrio dinámico.

¿Cuál es el estado neutro? La teoría polivagal presentada por Stephen Porges en 1994 se refiere a las distintas ramas del nervio vago, que conecta numerosos órganos. Nos enseña que el sistema nervioso autónomo no funciona como un interruptor que se enciende (SNS) y se apaga (SNP), como se creía hasta entonces, sino que es un sistema más preciso y complejo, parecido a un dial que va moviéndose y oscilando, acercándose más a un estado u otro.

Pero además, nos mostró que hay dos ramas del SNP, también conocido como nervio vago: el complejo vagal ventral y el complejo vagal dorsal. Las combinaciones de estos tres: SNS, CVD, CVV, dan lugar a distintos estados con distinta intensidad de activación/ agitación, lo que permite diferentes actividades, así como diferentes estados emocionales, que regulan nuestro comportamiento.

Neuroplasticidad y descanso: neuroplasticidad es la capacidad que tiene nuestro sistema nervioso de cambiar y adaptarse en función de nuestra experiencia. Aunque se da más en niños y adolescentes, todos tenemos capacidad de neuroplasticidad durante el resto de nuestra vida. Los adultos podemos cultivarla aprendiendo cosas nuevas, enfrentándonos a dificultades y esforzándonos. ¡Eso sí!, es muy importante descansar para asentar los cambios que vamos haciendo. Y descansar significa dormir. Los estudios de Walker y Stickgold (2004) demuestran que la consolidación de la memoria y la plasticidad del cerebro dependen del sueño (McGonigle y Huy).

El estado que podríamos llamar «neutro» o saludable estaría dentro del CVV, también llamado de compromiso social.

SNS: se activa cuando hay una amenaza. Relacionado con emociones como ira o miedo. Es un sistema que, si estamos anclados en el CVD, proporciona motivación, entusiasmo, energía.

CVV: compromiso social. Relajación, reparación, calma. Emociones positivas: amor, felicidad, afecto, satisfacción, compartir actividades con amigos, etc.

CVD: se activa cuando estamos ante una amenaza de aniquilación inminente. En el día a día, sabemos que esta vía está activada cuando tenemos sensación de indefensión, apatía, bloqueo, desesperanza…

El foco de este libro está en revertir el estrés, la activación crónica del SNS, cuyo resultado es que nos sentimos agitados, nerviosos, irritados, acelerados… Una orientación distinta sería en casos de estrés postraumático, que se caracteriza por una desregulación del SNA y tiene maneras muy específicas de trabajar con ello.

Cuándo se activa el SNS:

- Siento la presión de no tener tiempo.
- Estoy confundido.
- Se me presiona para tomar una decisión o apartarme.
- Tengo problemas.
- Me siento responsable de muchas personas y muchas tareas.
- Me siento atacado.

¿Las experimentas a menudo?

El nervio vago

En el núcleo de nuestra capacidad de adaptación, especialmente al estrés, se encuentra el nervio vago, que gobierna las dos ramas del SNP. Ambas inhiben la activación del SNS, son como el freno, pero lo hacen de dos maneras muy diferentes. «Vago» procede del latín *vagus*: 'errante, que vaga de un lugar a otro', debido a su gran longitud y numerosas ramas que enervan y regulan muchos órganos viscerales.

Dos ramas del nervio vago y zonas del cuerpo donde enerva

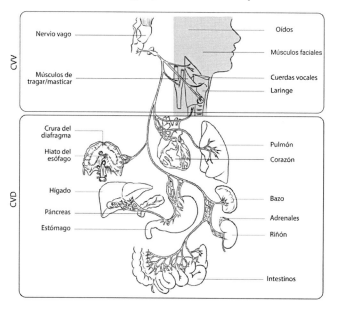

Compromiso social: permite interacción, comunicación y la capacidad para calmarnos. Sentimos felicidad, amor, satisfacción, confianza, lo que nos permite crear vínculos, amistades, disfrutar de momentos de intimidad, hablar con los demás, bailar, entretenernos, formar familias, compartir, disfrutar de una cena… Nos sentimos «sociales» en vez de aislados, incomprendidos y solitarios.

El nervio vago o X nervio craneal (hay doce nervios craneales que nacen en el bulbo raquídeo) está integrado en toda nuestra matriz física y neurológica y es clave en muchos niveles de nuestra vida como seres que conforman sociedades complejas.

Proporciona:

- Relajación.
- Respuesta inmediata a situaciones de vida o muerte.
- La necesaria conexión personal profunda con los demás y nuestro entorno, pues activa zonas del cuerpo que permiten interactuación social como los músculos de la cara, la garganta, el oído medio, las cuerdas vocales o la laringe.

Las dos ramas del nervio vago son el complejo vagal ventral (CVV) y el complejo vagal dorsal (CVD). Se originan en diferentes sitios dentro del bulbo raquídeo, tienen distintos recorridos y funciones, afectan a los órganos viscerales de manera diferente, generan distintas respuestas emocionales y promueven distintos comportamientos. No hay conexión anatómica ni funcional entre las dos, son dos entidades distintas y separadas aunque se los llame igual, como si fueran el mismo nervio con distintas ramas.

Como ya hemos visto, nuestro SNA no es como un interruptor que se enciende y apaga, sino que se parece más a un dial. Esto da lugar a que, si las emisoras son CVV, CVD, SNS, cuando nos sentimos protegidos y conectados con los demás (CVV), podemos acceder al estado SNS de una manera regulada y funcional, lo que permite que estemos activos, llenos de energía y animados jugando, por ejemplo, al tenis (hay un «contrincante» pero no hay amenaza, y podemos jugar y enfrentarnos a rivales dentro del espectro de seguridad y conexión). O que dentro de este estado CVV estemos tumbados, relajados, quietos contando un cuento a nuestros hijos o en actividades de pareja (CVV + CVD) o para cultivar prácticas de meditación o contemplativas.

La rama dorsal es un mecanismo evolutivo de protección que causa una respuesta parasimpática excesiva. El organismo en situaciones de estrés extremo, en las que percibe en riesgo su supervivencia, se queda «congelado», inmovilizado o colapsado. El ratio metabólico mengua bruscamente: el ritmo cardíaco desciende, la respiración se ralentiza, con menos volumen de aire de lo habitual, los intestinos dejan de funcionar o se vacían, los músculos pierden tono, podemos desmayarnos o entrar en *shock* y nuestra atención se altera, generando disociación o sensación de estar fuera de nuestro cuerpo. Esta respuesta es muy importante en el estudio y comprensión del trastorno de estrés postraumático (TEPT).

Para nuestra labor con este libro nos centramos en la rama ventral, que promueve el descanso y la reconstitución, así como el importante estado de «compromiso social». Esta rama solo la tienen los mamíferos, para mantener una vida social cada vez más compleja. Para que esté activa es fundamental que nos sintamos protegidos y a salvo. Se basa en la actividad, además del nervio craneal X o vago, del V, VII, IX y XI. Cuando está activo también se dice que hay «tono vagal», y produce:

- Un descenso del ritmo cardíaco.
- Mejora en la digestión.
- Respiración profunda.
- Nos sentimos en calma y relajados, centrados o activos, pero de manera agradable.
- Nos permite cambiar de un estado simpático a uno parasimpático con facilidad, cultivando capacidad de adaptación y resiliencia.
- Podemos mezclar el estado CVV con CVD y SNS, accediendo a ambos de manera segura.

IMPORTANTE: ....

Los efectos positivos de las prácticas que veremos en el libro son acumulativos. Nuestro SNA se vuelve resistente y con mayor capacidad de adaptación cuando restauramos el estado CVV de compromiso social, saliendo del estado de estrés del SNS o de depresión del CVD, restaurando el sistema de compromiso social (CVV).

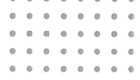

¿Cómo estimular el nervio vago?

Podemos visualizar el nervio vago como una raíz larga llena de pequeñas ramificaciones que se extienden desde la principal, llegando a distintos órganos y zonas de nuestro cuerpo.

A menudo pensamos que el cerebro envía información al cuerpo sobre lo que debe hacer, pero el 80 % de las fibras del nervio vago son nervios sensoriales o aferentes, es decir, que se encargan de comunicar mensajes o información desde el cuerpo al cerebro. Y el 20 % restante son motoras o eferentes, mandan mensajes desde el cerebro al cuerpo. Por lo tanto, es un órgano de escucha, pues percibe lo que el cuerpo está experimentando, cómo nos sentimos, y además lo que ocurre en el exterior, para de esta manera determinar el nivel de seguridad y responder ante ello.

La clave principal para estimular el nervio vago reside en la respiración. Recuerda que el SNP (nervio vago) forma parte del SNA, es decir, el encargado de los movimientos involuntarios del cuerpo. Sin embargo, aunque la respiración es de los pocos procesos que ocurren de manera automática, también la podemos modificar a voluntad para mejorar el tono vagal y así generar un cambio en nuestro SNA.

Además, al movernos y respirar en distintas áreas del cuerpo enervadas por el vago, podemos influir en su funcionamiento. Es importante tener en cuenta que la estimulación del nervio vago inicia una respuesta de relajación en el cuerpo, y para ello tendremos que desarrollar tolerancia al estado parasimpático.

Al principio de estimular el nervio vago nos podemos sentir somnolientos o incluso dormirnos y, aunque esto último sea reparador para nuestro SN, la idea es mantenernos relajados pero despiertos.

Sin embargo, si nos sentimos mareados o con náuseas, lo mejor es detener la práctica (ya sea de respiración, relajación, etc.) e ir introduciéndola poco a poco cada día, para que nuestro cuerpo se habitúe de manera gradual al estado de reposo.

Las prácticas de este libro van destinadas a estimular el nervio vago, solo hay que seguir leyendo para descubrirlas.

Estamos en estado CVD no solo ante una amenaza, también lo podemos experimentar cuando estamos agobiados de información y simplemente nos bloqueamos y no podemos aprehender nada más. O en situaciones de desesperación e impotencia en distintos momentos de nuestra vida (Moseley, 2011), en los que hay estrés, ya sea moderado o grande y sin importar que sea real o percibido.

Muchas prácticas aquí descritas están destinadas a estimular el nervio vago, pero además:

- Sentir los pies en el suelo.
- Llevar la atención a la respiración y cómo se siente en el interior del cuerpo.
- Duchas de agua fresca.
- Cantar (esto masajea el nervio vago en su recorrido por la garganta).
- Suavizar los labios y relajar la lengua a la base de la boca.
- Una mirada amplia, sin fijarla en un punto.
- Estar en la naturaleza, tumbarnos bajo las estrellas e invitar esa sensación de curiosidad, deleite, sorpresa.
- Escuchar música.
- Tomar una taza de té en compañía de un amigo.
- Disfrutar con nuestro animal de compañía.
- Suspirar profundamente.

Primeras prácticas para equilibrar el nervio vago

1 Exhalación de pajita. Respirar con cierta resistencia entrena al cuerpo a utilizar el diafragma, lo que estimula el SNP. Tomamos una posición cómoda. Inhalamos por la nariz y exhalamos por la boca, frunciendo los labios como si exhaláramos por una pajita. Vacía 3/4 de tu capacidad y el último cuarto hazlo por la nariz, activando abdomen y diafragma para vaciar completamente. Toma tres respiraciones a tu ritmo natural y repite esta técnica una o dos veces más. Observa los cambios físicos, mentales y cómo te sientes emocionalmente.

Puedes hacer estas prácticas por separado en cualquier momento del día, o como una secuencia, para comenzar tu clase, sobre todo si te sientes agitada, nerviosa o especialmente estresada. Si eres profesor, es una gran manera de que tus alumnos comiencen la clase relajados.

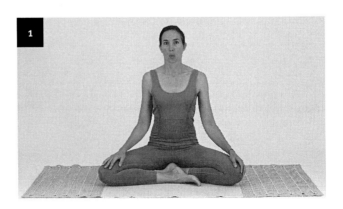

2 Haz un puño con la mano derecha, dejando libre y estirado el dedo pulgar. Apoya el codo en la cadera y extiende el antebrazo paralelo al suelo. Mira el pulgar 30 segundos y a continuación al frente y lo más lejos posible durante otros 20 segundos. Repite este ciclo cinco veces y termina cerrando y relajando los ojos.

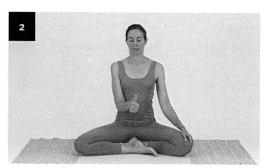
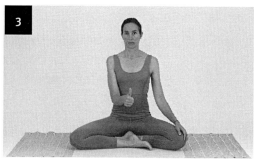

3 Lleva la oreja derecha al hombro derecho (relaja el hombro, que normalmente se eleva acercándose a la oreja. Deja que descienda suavemente, sin forzar). Mantén tres o cuatro respiraciones y a continuación mira hacia el hombro derecho y mantén tres o cuatro respiraciones. Por último, mira hacia la izquierda y mantén unas respiraciones. Vuelve suavemente al centro, cierra los ojos, observa tu respiración, las diferencias entre ambos lados, si estás más relajada. Hacemos el otro lado.

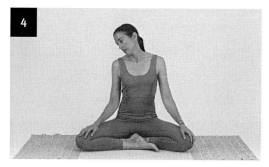
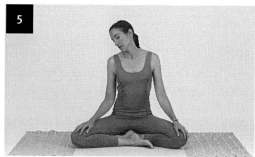

El nervio vago pasa bajo el músculo esternocleidomastoideo y sobre los escalenos, que suelen ser los músculos más tensos del cuello, por lo que soltarlos suele generar una respuesta de relajación. Además, con el movimiento de los ojos también estimulamos el nervio vago en su recorrido por la zona superior del cuello (los ojos están regulados por doce músculos que se extienden hasta los músculos suboccipitales, que se encuentran alrededor de las primeras vértebras cervicales).

4 Torsión sentados: añadimos las anteriores técnicas a la vez que estimulamos la columna, el pecho, el abdomen y la garganta. Rota hacia el lado derecho, sujetando con la mano izquierda la rodilla derecha y la mano derecha apoyada en el suelo por detrás y lleva la barbilla hacia el hombro derecho. Tras un par de respiraciones lleva los ojos hacia la derecha, mantén unas respiraciones y a continuación como mirando hacia la izquierda (recuerda que el cuello no se mueve). Vuelve al centro y haz el otro lado.

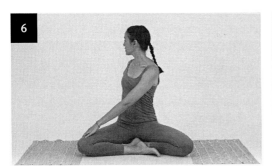 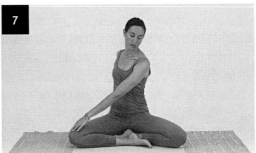

5 Termina tumbada de espaldas y apoya suavemente los dedos de las manos sobre los ojos cerrados. Esto estimula el reflejo óculo-cardíaco, que inicia una respuesta parasimpática, lo que desciende el ritmo cardíaco y la presión sanguínea.

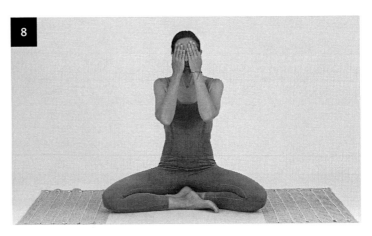

46

¿Estoy estresado? ¿O tengo hiperactivo el SNS?

Piensa en un día normal: te despiertas con el sonido de una alarma estridente, lo primero que haces es coger el móvil (qué mensajes has recibido, emails, últimas noticias en Instagram, Twitter, etc.), saltas de la cama, pones música que te espabile, vas a la ducha a la vez que te lavas los dientes, y le das al botón de preparar un café de cápsula, te vistes mientras te lo bebes, escuchando las noticias de fondo, vas a toda prisa... ¿te suena?

Nuestra vida moderna mantiene hiperestimulado el sistema nervioso, aunque estamos tan acostumbrados a las constantes y agobiantes demandas que ya no las reconocemos como estrés, sino como parte de nuestra vida normal.

Cuando el SNS está desregulado o muy activo, es habitual que tengamos estallidos emocionales, carácter impredecible, agresividad, sensación de que el corazón se acelera, respiración rápida, tensión en los músculos, dificultad para relajarnos y fluir, dificultades para dormir, no nos sentimos relajados, tenemos molestias digestivas...

La cantidad excesiva de información que tenemos que procesar diariamente puede ser suficiente para aumentar la actividad del SNS, lo que genera una descarga tóxica de mensajeros químicos: epinefrina, norepinefrina y cortisol —conocidas como las hormonas del estrés—, con todos los posibles efectos que ya hemos visto anteriormente.

El estrés es cualquier factor físico, emocional o químico que sobrecarga y altera la capacidad del cuerpo para autorregularse y equilibrarse, para mantener la homeostasis.

El origen del estrés puede ser:

- *Físico:* mala dieta o mucho ejercicio, trabajar en exceso, sobrecarga de los órganos sensoriales, falta de descanso, tensión física, viajes, mala respiración, exposición a contaminación o exceso de químicos, uso excesivo de estimulantes como alcohol, tabaco, cafeína, drogas, medicamentos.
- *Psicológico:* conflictos personales, problemas o crisis emocionales, conductas negativas, prisas constantes, miedo, relaciones conflictivas, problemas económicos...

● *Espiritual:* dudas, confusión, falta de propósito, soledad, falta de esperanza y de motivación.

Lo que a alguien le genera estrés a otra persona quizá apenas le afecta. Incluso la misma persona, ante una misma circunstancia, responderá cada vez de una manera diferente. Por lo tanto no hay que menospreciar causas «poco importantes». Si nos generan molestias físicas, sensación de agobio, ansiedad, dificultad para dormir, etc. son importantes y hay que ponerles freno.

¿Cómo romper con este ciclo de estrés?

Romper este ciclo de estrés es imperativo aunque no fácil, ya que un SN en constante alerta hace que experimentemos y repitamos patrones de estrés, evitando que arraiguen los cambios que deseamos implementar.

La buena noticia es que también funciona a la inversa; un SN equilibrado puede cambiar patrones corporales y emocionales. Además, el SN responde con gran sensibilidad a los más ligeros cambios en nuestro entorno exterior e interior. Por eso estas prácticas van a dejar su sello desde el primer momento.

Lo primero que tenemos que hacer es equilibrar el SN para sentirnos estables y desde ahí poder gestionar el estrés. El objetivo no es anular el SNS, sino salir de ese estado y conectar con el de calma del SNP cuando la situación de alerta ha terminado. Como vimos respecto a los tipos de estrés, el estrés o respuesta del SNS no es en sí negativo, sino muy necesario para avanzar y solventar distintas dificultades, pero siempre que no nos quedemos atascados en ese estado. Poder oscilar y tener engrasado el dial que nos permite ondular entre las «emisoras» SNS-SNP es la clave, una capacidad que podemos llamar adaptabilidad o resiliencia.

El sistema nervioso destaca por su neuroplasticidad, por su capacidad para construir experiencias. Es la base sobre la que se desarrollan los elementos terapéuticos del yoga. El SN es un intermediario emocional, filtra nuestras emociones y experiencias. Para equilibrarlo necesitamos una cualidad de elasticidad o adaptabilidad, de ser capaces de volver a un estado neutro, que, como veremos, es el estado de calma; la capacidad de actuar cuando es necesario pero no reaccionar, la capacidad de volver de manera fluida a una base emocional estable.

Para encontrar el equilibrio es muy importante aprender a acceder a nuestro SNP en situaciones sin estrés, esta es la base de nuestras prácticas de yoga. Fortalecemos los caminos neuronales hacia la relajación y calma cuando no estamos emocionalmente tensos o agitados. Con la repetición, estos caminos se vuelven más fuertes, lo que hace que sean más propensos a aparecer ante una situación estresante de la vida cotidiana en vez de volver a responder de nuevo con esa excitación del SNS.

El SNP lo activamos o despertamos con relajación, movimiento, respiración y atención, en una palabra: con YOGA. Pero además hay distintas prácticas que descubriremos que apoyan el que activemos este sistema durante el día, y la mayoría solo requieren de unos minutos.

Lo principal es que mantengamos un circuito constante que nos devuelva, de distintas maneras y en diferentes situaciones o contextos, a ese estado de calma. Que enseñemos a nuestro sistema nervioso a encender ciertas conexiones tan a menudo, que ya se queden establecidas por defecto. Aprender que otra respuesta, otro estado y otra mirada son posibles.

Makarasana: postura del cocodrilo

Esta es una postura clave y punto de partida de este viaje. Es una de mis asanas preferidas porque reúne todas las cualidades y efectos que queremos conseguir. Es el epítome de lo que expresa este libro.

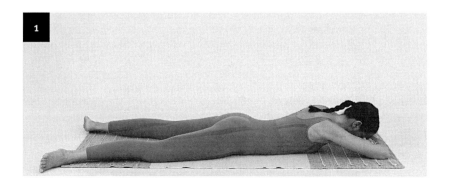

Y a la vez es una postura muy sencilla. Es como empezar la casa por el tejado y por los cimientos a la vez.

Ponte boca abajo sujetando los codos con las manos y apoya la frente en el antebrazo. Los dedos de los pies pueden apuntar hacia afuera, pero si te molesta apoya los empeines o pon una manta debajo (lo importante es que no te molesten las rodillas).

La clave de la postura está en que la caja torácica se aleja del suelo y todo el peso cae sobre el abdomen. Respiramos de manera natural, pero podemos también tomar algunas respiraciones más profundas para notar la expansión de la respiración, dónde notamos que se mueve y dónde hay barreras, límites o bloqueos; cómo la respiración encuentra nuevos espacios para expandirse: zona lumbar, riñones y adrenales, costados, costillas flotantes posteriores. Eso nos muestra qué zonas tenemos tensas. No hay nada que forzar ni criticar ni juzgar, solo observar. Continúa durante cuatro minutos, o el tiempo que estés cómoda.

Para salir de la postura haz una almohada con las manos y apoya una mejilla o la frente sobre ellas. Ahora la caja torácica desciende y la respiración se mueve con más facilidad. Observa las sensaciones, cómo notas la respiración: si es más profunda, si la percibes con más claridad, qué emociones van unidas a esas sensaciones.

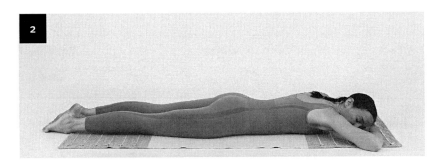

Si no percibes cambios ni emociones distintas, no pasa nada, anota esto mentalmente también. No tener sensación es también una sensación quizá de adormecimiento, insensibilidad… de nuevo no juzgues y toma nota mental. Todas estas prácticas son ejercicios de exploración personal. No hay manera de hacerlo mal. Se trata de estar

Yoga para la calma

presente, establecer el punto de partida y desde aquí ir construyendo nuestro mapa de la práctica con experiencias, descubrimientos y reflexiones.

A continuación date la vuelta y túmbate boca arriba. Puedes tener las piernas dobladas y pies en el suelo. Pon una mano en el abdomen y otra en el pecho. De nuevo observa la respiración: si es más profunda de manera natural, si notas el movimiento de la respiración debajo de tus manos, si respiras con más espacio, libertad, sin restricciones, sin esfuerzo…

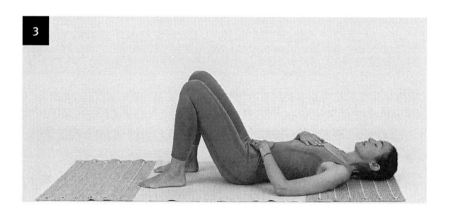

Beneficios de makarasana o por qué es mi postura preferida y resumen de nuestras prácticas

- Fortalece el diafragma: muy importante a la hora de respirar de manera diafragmática. Es decir, que el diafragma, principal músculo de la respiración, tome el mando y haga su función. Es muy habitual en personas con estrés que el diafragma esté débil y orquesten la respiración los músculos secundarios o asistentes, lo que hace que nuestra respiración sea más rápida y superficial, localizada en la zona superior de la caja torácica o clavicular. Ya veremos que esto hace que tengamos que inhalar más a menudo, lo que activa el SNS. Además, se crea tensión en esos músculos secundarios, que son pequeños y no tienen la fuerza suficiente para encargarse de la respiración. Cuando respiramos de manera diafragmática, la respiración es lenta y profunda de manera natural, el núcleo de nuestro cuerpo (no solo el abdomen, también los lados y la zona posterior del cuerpo) se mueve masajeando las vísceras con cada respiración y manteniendo un buen ritmo o motilidad en nuestros sistemas. La respiración lenta activa el SNP.

- Al respirar con cierta resistencia se genera un masaje suave de los órganos del abdomen y estimulamos el nervio vago o respuesta parasimpática.

- Recoge nuestra atención hacia el interior (pratyahara, en yoga) lo que activa también el nervio vago. Durante la postura, tenemos los ojos tapados o en la oscuridad del marco que forman nuestros brazos: no hay nada que ver, nada que oler, nada que decir ni saborear, los oídos están cubiertos y no hay nada que escuchar; todo esto facilita que recojamos nuestra atención hacia el interior y atendamos a cómo respiramos, cómo sentimos la respiración, dónde. Esa capacidad de mirar internamente y sentir el cuerpo en concreto a través de la respiración se llama intercepción, y es una manera muy útil de estimular el nervio vago.

- Una vez apartada la atención de estímulos exteriores, aprendemos a mantenerla en una cosa: la respiración, o las sensaciones de la respiración en nuestro cuerpo, cómo nos sentimos, etc. Empezamos a focalizar nuestra atención dejando el diario *multitasking*, algo a lo que no estamos acostumbrados y que también activa el SNS. Refinamos la capacidad de estar presentes y dirigir nuestra atención a voluntad. Y este es el primer paso en meditación.

Por lo tanto a través de tu atención, postura y respiración, es decir YOGA, generas la respuesta de relajación en el cuerpo. Veremos distintas posturas, respiraciones y focos de atención en estas páginas.

Makarasana es una postura que podemos hacer independiente, en cualquier momento, como práctica individual. Unos minutos al volver del trabajo, al despertarnos antes de comenzar el día o como preparación para nuestra práctica de yoga. Vuelve a makarasana a diario para calmarte, profundizar en tu respiración, tonificar el diafragma y estar más concentrada.

Pratyahara

Piensa cómo percibes el mundo exterior. ¡A través de los sentidos! Piel, nariz, ojos, boca y oídos son las antenas que nos conectan y sintonizan con nuestro alrededor, mandando estímulos a nuestro interior. Por eso en yoga y ayurveda son de vital importancia y hay miles de prácticas para cuidarlos, limpiarlos, darles un descanso, redirigirlos.

Pratyahara es la práctica en la que retiramos nuestra atención de los sentidos y la llevamos al interior, y es algo que sucede de manera natural en makarasana.

Hay una metáfora muy bella en la que los sentidos se equiparan con caballos que nos arrastran y cuyas bridas lleva la mente. Tenemos que controlar nuestros sentidos, aprender a redirigirlos o, de lo contrario, gobernarán nuestras vidas. Para ello hay que entrenar al auriga, la mente. Demasiada televisión, sabores muy fuertes, olores constantes en perfumes, inciensos, ambientadores, ruido continuo, muchos químicos que llegan a la piel, o el contacto desagradable de tejidos... En makarasana empezamos a retirar la atención de los sentidos (del exterior) y la redirigimos hacia el interior. Proporciona un descanso sensorial, y aprendemos que la atención no es algo que va por libre, es algo que nosotros decidimos dónde la ponemos y qué dejamos que ilumine.

Donde pones tu atención, generas energía, y esto es otra de esas cosas importantes que pronto descubrirás.

Yoga para la calma

- Ten en cuenta que al empezar a practicar yoga puede que los primeros días el efecto sea justo el contrario del que esperabas conseguir. Quizá sean sensaciones físicas: malestar, incomodidad, ligeras náuseas, rigidez… Y a nivel emocional tal vez nos encontremos distraídos, vulnerables, más irascibles o impacientes… Muchas veces es señal del cambio, nuestro cuerpo intenta lidiar con nuevos estímulos y empieza a ajustarse. Otras veces es que simplemente empiezas a percibir algo que siempre ha estado ahí y habías ignorado. Si tienes algún problema médico habla siempre con tu especialista sobre las prácticas que deseas hacer, pero no te desmoralices si no consigues de inmediato el resultado que tenías en mente.

- Ya veremos que la mente también es la primera que no quiere que empieces a hacer cambios, porque la obligan a trabajar para lidiar con ellos, analizarlos, archivarlos, clasificarlos… La sacas de su espacio de comodidad, ¡le generas estrés!, tiene que lidiar con lo nuevo, y eso cuesta y no le gusta. Date tiempo, sé paciente. El cuerpo tiene un ritmo y la mente otro muy distinto.

OBSERVACIÓN: ....

Visualiza un cilindro en el interior de tu cuerpo y la respiración moviéndose desde el suelo pélvico hasta el cuello, en el centro del cuerpo, un cilindro tridimensional. Mantén tu atención y respiración moviéndose por él, masajeando los órganos a su paso, estimulando, balanceando, devolviéndoles ritmo, motilidad.

El papel de la respiración en el estrés

La respiración es una herramienta muy poderosa, pues con la práctica y una guía adecuada puede ser una puerta de entrada al sistema nervioso.

En personas con estrés la respiración se caracteriza por una inhalación corta y rápida localizada en la zona superior de la caja torácica, como si la respiración aleteara nerviosa bajo las clavículas. Esta manera de respirar refuerza la sensación física de estrés y aumenta el pH de la sangre, volviéndola más ácida, lo que genera un entorno de inflamación en nuestro interior. Veremos distintas prácticas de respiración que ayudan a detener ese ciclo.

El diafragma es el principal músculo encargado de la respiración. Cuando se sobrecarga de tensión, puntos gatillo, rigidez o debilidad, puede desarrollar distintas disfunciones fisiológicas. Está relacionado con el estrés y los centros emocionales del cerebro. Una respiración irregular o inadecuada fruto de un diafragma debilitado produce una sobrecarga del SNS, generado sensaciones incontroladas y ansiedad.

Sabemos gracias a estudios de neurociencia que hay células nerviosas en el tronco del encéfalo que conectan la respiración con diferentes estados de la mente; esto demuestra que podemos cambiar cómo pensamos a través de la manera en que respiramos.

El SNA conecta el cerebro con el cuerpo en una carretera de doble dirección. Nuestra respiración está conectada a nuestro estado de ánimo, lo refleja, tiene consecuencias emocionales directas, e igualmente podemos cambiar nuestro estado de ánimo si cambiamos el patrón de nuestra respiración, es así de simple y poderoso.

> *Durante la inhalación, el corazón late más deprisa.*
> *Durante la exhalación, el corazón late más lento.*
> *Esto nos permite afectar al ritmo cardíaco y mandar*
> *mensajes directos al cerebro.*

Si alargamos la exhalación durante unos minutos, el corazón latirá más lento, lo que manda un mensaje al cerebro de calma y relajación. Poco a poco se va generando un efecto acumulativo en el que el cerebro empieza a entrar en estado de reposo, abandonando el de alerta, activando la respuesta parasimpática que va del cerebro al cuerpo.

Pero además una exhalación larga y profunda estimula sensores en los pulmones que activan el nervio vago, lo que manda el mensaje al cerebro de que puede relajarse. Al hacer al SNP más dominante, aumenta la circulación de oxígeno al cerebro, músculos y tejidos, se dilatan los vasos sanguíneos y envía mensajes a los órganos para descansar y digerir.

La respiración rápida y sutil estimula la zona superior de los pulmones, llena de nervios pertenecientes al SNS, hace que fluya menos oxígeno al cerebro, músculos y tejidos. Estrecha los vasos sanguíneos, estimula la hiperventilación y se reduce el riego sanguíneo, lo que con el tiempo puede producir infartos y otras enfermedades.

Yoga para la calma

Lo que hace única la práctica de yoga son la respiración y nuestra atención. Se utiliza la respiración para anclar nuestra atención, además de distintos tipos de respiración que tienen efectos inmediatos en nuestro estado de ánimo.

Cuerpo-mente-respiración están interconectados. Cuando estamos ansiosos o enfadados se refleja en nuestra respiración y en nuestra postura (lo que en inglés se conoce como «*issues in the tissues*» o «problemas personales en los tejidos»); más adelante analizaremos más detalladamente esta relación. Modificando la respiración podemos calmar a los otros integrantes del trío (cuerpo-mente), y de igual manera con las distintas posturas de yoga o asanas generamos un impacto en nuestro estado de ánimo y respiración.

La capacidad de respirar es la capacidad de sentir, y muchas veces tenemos miedo a sentir, a enfrentarnos al estado de estrés, de desconexión. Recuerdo una clase en la que comenzamos explorando nuestra respiración y una alumna rompió en lágrimas diciendo que se daba cuenta de que no sabía respirar. Puede ser abrumador ver que llevas tiempo acumulando y viviendo bajo un gran estrés; muchas veces no somos conscientes o no deseamos reconocerlo, y trabajar con la respiración nos pone frente a todo lo que hemos ido tapando o ignorando conscientemente, mirando hacia otro lado. Es difícil pero no imposible; igual que hemos «desaprendido» a respirar, podemos aprender de nuevo, solo hay que ir eliminando las barreras que nos separan de esta fuente de vitalidad y volver a aprender a través del cuerpo.

Lo que pensamos se expresa con más sinceridad a través del cuerpo que con nuestras palabras o expresión facial. De hecho, nuestra expresión es muy programable (está cerca del cerebro, del SNC), puedes poner cara alegre aunque estés triste o enfadada. Sin embargo, las extremidades son más difíciles de controlar y es más fácil saber qué piensa realmente una persona por su postura y movimientos que por lo que dice. Es la base del lenguaje no verbal. Los yoguis, a través de las posturas, buscan generar distintas respuestas, comunicarse con la mente a través del cuerpo.

PRÁCTICA

Respiración resonante o coherente: «resonancia» es el nombre científico que describe lo que ocurre cuando nuestro ritmo cardíaco (variabilidad de la frecuencia cardíaca), presión sanguínea y función cerebral entran en una frecuencia coherente. Se dice que ocurre espontáneamente cuando respiramos entre cinco y seis veces por minuto (en vez de las habituales quince o dieciocho), y es este por ejemplo el ritmo de respiración que mantienen los monjes budistas cuando meditan recitando el mantra *Om Mani Padme Hum*. Con la respiración resonante somos más capaces de entrar en un equilibrio entre el sistema nervioso simpático y parasimpático.

Respirar seis veces por minuto supone que la inhalación y exhalación duran cinco segundos cada una. Inhala suavemente, exhala con delicadeza. No te presiones, el objetivo es equilibrar tu sistema nervioso simpático, responsable de la respuesta de lucha o huida, con el parasimpático, que reduce la frecuencia cardíaca. No cuentes ni uses una guía visual, que podría activar ligeramente el SNS. Hay distintas aplicaciones que guían con relajantes sonidos.

Establece este ritmo poco a poco. Si te cuesta llegar a los cinco segundos, quizá desees comenzar con menos y poco a poco ir aumentando el ratio, siempre dentro de tu capacidad. Forzar y quedarnos sin aliento solo conseguirá el efecto contrario: estresarnos, agobiarnos.

De nuevo, suelta las expectativas de cómo deberías respirar, no te juzgues y haz la práctica con comodidad. Familiarizarnos con nuestra respiración es el punto de partida antes de comenzar con otras técnicas de respiración.

PRÁCTICA

Una técnica que utilizo varias veces al día es observar dónde se mueve mi respiración. Cuando estamos estresados, tenemos prisa, ansiedad, agobio, notamos que la respiración se mueve principalmente en el pecho-clavículas, en la zona delantera del cuerpo.

Intenta respirar como si lo hicieras hacia la zona posterior del cuerpo; dirigiendo tu respiración hacia la zona lumbar, costillas flotantes, riñones. Observa cómo se va apagando la sensación de aceleración, te permite cambiar de perspectiva, observarte, volver a tu centro en vez de sentirte proyectado hacia delante, hacia los planes, el futuro, fuera del cuerpo.

Cuando la atención vuelve al cuerpo estamos *embodied,* lo que en español podríamos traducir como «encarnados» o «en el cuerpo», y nos sentimos en calma. Llevar la atención a las sensaciones de la respiración en el cuerpo genera intercepción, y esto activa el nervio vago.

Las vías del Sistema Nervioso Autónomo y mi visión del mundo

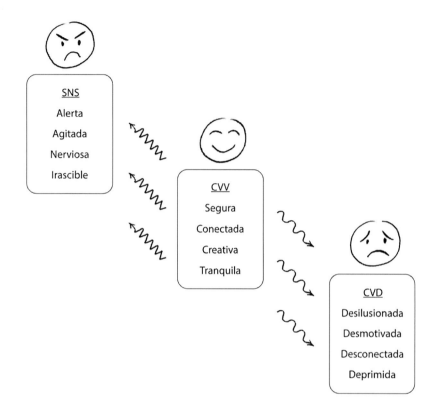

El SNA habla su propio idioma, el del cuerpo, y necesitamos hablar ese lenguaje. Para ello, prestamos atención a nuestro interior.

Durante el día estamos oscilando entre distintas emisoras, que fluctúan entre SNS, CVV, CVD. Lo ideal es estar anclados en el estado CVV y, aunque salgamos de este estado de seguridad por las circunstancias de la vida cotidiana, el poder volver al CVV es lo que llamamos resiliencia. Esto es lo que buscamos. No se trata de estar constantemente en CVV, ese es un objetivo irreal, pero sí podemos recorrer el camino de vuelta a este estado y analizar y descubrir cuándo entramos en los otros dos.

Además, entender nuestro SNA no solo nos permite comprendernos, sino empezar a entender mejor a los demás.

Hagamos un cuadro resumen sobre las emociones asociadas a cada una de las «emisoras»; de esta manera podremos reconocer cuándo estamos en cada una de ellas, para poder así aplicar distintas técnicas.

● *Sistema Nervioso Simpático:* su responsabilidad diaria es permitir que nos movamos por el mundo. Bombea sangre, regula la temperatura y gestiona los ritmos cardíacos y respiratorios. Nos permite dar respuesta rápida ante un peligro: un coche que frena de manera repentina, alguien que está a punto de caerse, etc., son respuesta rápidas gracias a una explosión repentina de adrenalina que nos permite actuar y después volver a la regulación y la calma. Pero también este sistema se encarga de responder a la angustia o agobio con la liberación de cortisol, que se segrega de manera continua, lo que nos deja en un estado de ansiedad del que es más difícil salir, activado por entornos de trabajo o familiares difíciles o no seguros, una lista interminable de quehaceres, demasiadas responsabilidades, la sensación de no tener suficiente tiempo...

Cuando está activado de manera reactiva o en modo protección: notamos demasiada energía, la mente desorganizada, caótica, sensación de lucha o huida. Estás ansiosa, nerviosa, sientes gran cantidad de energía que se acumula, irritada, enfadada, autocrítica, alarmada, hipervigilante. Ira, ansiedad, acción y caos. Sensación de peligro inmediato, el mundo es un lugar no seguro y todo lo percibimos amenazante, malinterpretando las señales a nuestro alrededor.

● *Complejo vagal ventral:* comienza a desarrollarse en el tercer trimestre de embarazo y continúa desarrollándose durante los dos primeros años de vida. Tiene miles de matices, pero siempre desde la sensación de seguridad característica de este estado. Te sientes relajada, tranquila, segura, contenta, conectada, concentrada, curiosa, atenta, implicada, autocompasiva. Tenemos recursos e ingenio; posibilidades y elección. Reconocemos momentos de crisis y podemos explorar opciones, ofrecer ayuda o pedirla. Resolvemos de manera creativa. Los retos parecen manejables. Estamos anclados en la seguridad, la regulación y la conexión. Nos movemos con facilidad por el mundo y sentimos que nos ofrece oportunidades para explorar. Tenemos bienestar físico y psicológico y experimentamos salud, regeneración, restauración y crecimiento. Podemos autorregularnos y corregularnos.

Yoga para la calma

Nuestro ritmo cardíaco está regulado y nuestra respiración es natural. Cuando la energía vagal ventral se combina con la simpática estamos alegres, entusiasmados, atentos, vigilantes, apasionados, siempre que tengamos el ancla en el CVV. Es el estado del que emergen las posibilidades. Sensación de abundancia. Nos sentimos en casa.

- *Complejo vagal dorsal:* su responsabilidad diaria no reactiva es regular que la digestión nos nutra. **Activado de manera reactiva:** te sientes cansada, sin energía, sin fuerza, aletargada, desmotivada, no presente, desilusionada, deprimida, autocrítica, embotada, inconsciente, sin atención. Hacemos las cosas de manera mecánica porque no nos importa lo que suceda. No podemos reconocer si alguien nos ofrece su amistad. Nos rendimos, sin esperanza. En modo supervivencia, buscamos la protección a través de la desconexión, por lo tanto no podemos conectar, se ve mermada la percepción, lo que nos lleva al colapso y la inmovilización. Escapamos al no saber, no sentir, no existir. Viene acompañado de problemas digestivos, entramos en modo de conservación y todo se ralentiza, con la energía mínima para mantenernos vivos. A un nivel más sutil te sientes inadaptada, que no perteneces, no encajas, que no tienes derecho a estar en un sitio, sientes que no te ven y que estás sola.

Saber cómo funciona nuestro sistema nervioso es muy importante, pues nos permite soltar la vergüenza, la culpa, entendernos con compasión, tener perspectiva y hacernos responsables de cómo vivimos, experimentamos y nos relacionamos a diario.

El SNA está trabajando constantemente para asegurar nuestra supervivencia. Muchas veces no vemos sentido a nuestros pensamientos, sentimientos y acciones. Pero hay que mirar más allá y descubrir el estado que los ha generado.

Solemos creer que es el cerebro el que crea las historias sobre cómo pensamos, sentimos o actuamos, pero realmente estas historias sobre quiénes somos proceden de nuestro cuerpo, en concreto, del SNA y su capacidad de percepción, siempre al servicio de nuestra supervivencia.

La información comienza en nuestra biología, recorriendo los caminos del SNA hasta el cerebro, que es el que crea una historia para dar sentido a lo que ocurre en el cuerpo. Cuando cambia nuestra biología, cambia

Puedes analizar distintos momentos de tu día. ¿Qué estados has experimentado? No juzgamos ni criticamos ni damos significado, es un trabajo de exploración, de ser conscientes, de escuchar. Y quizá podamos ir más allá y analizar si son estados habituales, si hay alguno en el que no suelas estar o percibes un patrón nuevo que empieza a surgir.

nuestra historia. Cada rama del SNA genera una historia propia que está esperando ser escuchada. ¿Cuál es la que deseamos que marque el ritmo y el relato de nuestra vida?

Aunque nuestro SN está esculpido por experiencias de nuestro pasado, desde las más agradables y llenas de amor a las más dramáticas, la buena noticia es que está constantemente percibiendo nueva información y reajustando, actualizando y remodelando sus conexiones. El SNA se modela en pequeños momentos que se repiten una y otra vez. De manera que, aunque estemos en modo protección debido a experiencias pasadas, podemos ver estos patrones, identificarlos y aprovechar la capacidad del SNA para volver a la conexión. Cuando entramos y salimos de nuestros estados de supervivencia (CVD y SNS), lejos de la base CVV, esculpimos un patrón de protección que se refuerza a medida que repetimos la activación de esos circuitos.

La importancia de escuchar en la práctica de Yin Yoga

Escuchar es muy importante para entender y poder influir en nuestro Sistema Nervioso Autónomo; entender lo que ocurre en nuestro interior nos permite conocer, reflexionar y de esta manera elegir nuestras respuestas, en vez de solo reaccionar, secuestrados por ellas. Yin Yoga nos ofrece la oportunidad ideal de escuchar nuestro cuerpo, sensaciones, emociones y comportamientos; de ajustar nuestro SNA y que no solo funcione de manera automática.

Stephen Porges acuñó el término «neurocepción», que consiste en la percepción constante a través del SNA. Sin que seamos conscientes, es decir, sin que el cerebro lo perciba, nuestro sistema nervioso está constantemente rastreando señales de seguridad o peligro, aumentando y disminuyendo la cantidad de energía según las necesidades. Decide a qué nos acercamos, qué evitamos y ante qué dudamos. Lo hace de manera automática, pero cuando prestamos atención y escuchamos, desarrollamos una habilidad importante.

Es cierto que no podemos trabajar directamente con esta percepción (neurocepción), pero sí con la respuesta corporal que genera, lo que muchas veces viene acompañado de un impulso por actuar (Deb Dana, 2021).

Yoga para la calma

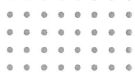

Podemos aportar percepción, observar el estado, reflexionar sobre él y aplicar perspectiva.

Como hemos visto, el 80 % de los nervios que conforman el nervio vago van del cuerpo al cerebro (vías aferentes), que toma esta información y crea una historia que da sentido a lo que sentimos en el cuerpo. Cuando aportamos percepción o atención a la neurocepción hacemos que cuerpo y cerebro trabajen juntos, y no solo experimentamos una historia, sino que podemos editarla y diseñarla. Esto lo hacemos prestando atención (yoga) a nuestra experiencia y conectando con los sentimientos, comportamientos y sensaciones (que proceden del SNA), descubriéndolos, entendiéndolos y aportando pequeños cambios que lo transforman todo.

Hay días que tenemos una sensación, creencia o pensamiento que nos lleva a actuar de cierta manera sin saber por qué. Hay veces que nos consideramos «felices», otras «fracasados», otras «desconectados», sin saber muy bien de dónde vienen estas creencias. Recuerda que «los comportamientos, sentimientos y emociones emergen de un estado autónomo», y que lo importante es sintonizar y observar nuestro SN con curiosidad, ecuanimidad y compasión, sin juzgar ni criticar, algo que trabajamos en Yin Yoga con plena atención o *mindfulness*. Todas son cualidades que proceden del CVV, pues si estamos en modo supervivencia lo que se activa es la autocrítica, perdiendo todas las anteriores.

Cuando reconocemos un estado de aflicción y notamos el estado autónomo, encendemos la chispa de la percepción y la atención, la chispa de consciencia, en vez de ser arrastrados por la experiencia. Es algo que hacemos también en rasa sadhana cuando desmigamos una emoción. Pero además desarrollamos intercepción preguntándonos qué sentimos en nuestro cuerpo, dónde, si percibimos que se mueve la energía y cómo, por dónde no, si nos sentimos plenos, vacíos, qué estado está activo, etc.

Veremos más adelante como aplicar esta escucha, consciencia, atención, percepción, yoga. Podemos llamarlo de todas estas maneras, pero es el elemento que nos permite entender, transformar y mejorar nuestra vida.

BUCLES (primero las sensaciones o el cuerpo; luego la historia o la mente): recuerda un momento de movilización o colapso, siente la respuesta corporal, las sensaciones físicas que lo acompañan y atiende al pensamiento que inicia esta historia de supervivencia. Observa cómo tus pensamientos e historias se hacen más fuertes y amplifican la experiencia, haciéndote caer más en ella. A continuación explora un bucle de conexión, una sensación ascendente que te lleva a la sensación de bienestar. Sigue los pensamientos que te transportan a esa historia de seguridad.

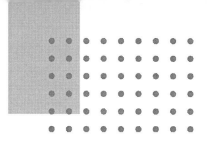

Capítulo 2

¿Por qué yoga?

«Detente. Los árboles frente a ti y los arbustos a tu lado
no están perdidos. El lugar donde estás se llama Aquí.
Y debes tratarlo como a un poderoso desconocido,
debes pedir permiso para conocerlo y ser conocido.
El bosque respira. Escucha. Te responde:
"He creado este lugar a tu alrededor,
si te vas, puedes regresar diciendo Aquí".
No hay dos árboles iguales para el cuervo.
No hay dos ramas iguales para el gorrión.
Si el valor de un árbol o un arbusto se pierde en ti,
sin duda estás perdido. Detente. El bosque sabe
dónde estás. Déjale que te encuentre».

. . . . DAVID WAGGONER . . .

Qué es yoga

Cómo no empezar a definir «yoga» cuando es una de las prácticas clave
en este libro… Miles de párrafos se han dedicado a definirlo. Hay tantas
definiciones como personas.

Para empezar, distingamos:

● Con la palabra «yoga» se recogen las distintas metodologías (asana,
respiración, relajación, kriyas, focos de atención, meditación, mantra, mudra, etc.) que nos conducen al estado de yoga.

● Yoga es un estado de consciencia; el estado de Yogah. El objetivo de los métodos de yoga.

Por tanto, con la palabra «yoga» llamamos al estado de consciencia que buscamos, así como a los medios que utilizamos para llegar a ese estado.

Yoga se traduce constantemente como 'unión'. Y las enseñanzas del vedanta nos dicen que el objetivo del yoga es la unión con ese lugar trascendental de verdad que se halla en nuestro interior. Cuando decimos que yoga es unión, nos referimos a la del yo individual con el universal, con lo que Krishna, uno de los protagonistas del *Bhagavad gita*, dijo que existe en «todos los seres, en el corazón de cada ser».

Es de mis preferidas esta definición del experto en historia y filosofía del yoga: Borja Sainz: «Desde sus inicios, yoga se centra en desligarnos del sufrimiento y alcanzar la liberación. Enfocado en nuestra vida contemporánea, yoga es fundamentalmente la transición eficaz hacia un estado óptimo del individuo, más bien a nivel mental que físico, aun cuando este último tiene un cierto protagonismo. Liberarnos de todo aquello que nos limita para poder reflexionar sobre nuestros propósitos y objetivos es la clave. El yoga no te da mucho, que digamos, sino que te quita de encima el peso que te impide avanzar hacia tu estado óptimo, hacia tu libertad».

Muchas veces los conceptos pueden resultar abstractos o poco aplicables a nuestra vida diaria, alejados de nosotros. Mi objetivo es ponerlos en práctica, encenderles chispa de vida con la nuestra. ¿Cómo saber si me acerco al estado de yoga? Si te notas relajado, en calma, concentrado, con energía pero estable, contento, sereno. Ese es el baremo, lo que utilizaremos para saber si una práctica nos está sentando bien.

Y no solo tras terminar la práctica, sino a lo largo del día. ¿Estás menos irascible?, ¿más centrado en una sola cosa?, ¿más en calma?, ¿más paciente?, ¿tardas menos en salir de un estado de enfado o tristeza? Vamos por buen camino.

Nuestro cuerpo es un bello complejo conformado por miles de aspectos, prismas y partes. Está en constante evolución. Además, somos altamente sensibles, todo nos afecta mucho más de lo que creemos. La práctica de yoga es un diálogo con nuestro cuerpo, no un monólogo: mantente atento a las señales. Empieza a entender su lenguaje. Aquí encontrarás unas guías y un pequeño mapa, pero en paralelo tú debes ir formando el tuyo; a medida que vas conociéndote, podrás ir perfilando mejor qué es lo que te acerca a ese estado de calma interior.

Es importante recordar que todas las herramientas del yoga, todas estas técnicas, han sido desarrolladas y testadas por miles de yoguis a lo largo de los siglos, pero cada uno de nosotros es distinto. Recíbelas como guías, ideas, herramientas de exploración personal. Si alguna técnica no te sirve o no funciona, déjala a un lado y haz las que te sientan bien. Quizá en un tiempo vuelvas a ella y el efecto sea distinto. De igual manera, si cierta práctica deja de ser efectiva, abandónala, es el momento de avanzar.

Yoga es cultivar atención; esta es mi definición preferida. Sin atención no hay yoga, es lo que hace a esta práctica única y además tan poderosa. Cualquiera de sus técnicas, si tu atención no está presente, no será ni la mitad de efectiva.

Y esto enlaza con el siguiente aspecto del yoga, que nos conduce de lo material a lo energético. De la visión de Occidente a las profundidades de Oriente. La atención nos ayuda a desarrollar intercepción, como ya hemos visto. Pero además, donde ponemos nuestra atención, generamos *prana* o 'energía'. Y viceversa, donde generamos energía se dirige nuestra atención. Este concepto, base de la práctica de yoga, está recogido en la frase: «*Drishti Manah Prana*». Donde va la mirada, o *drishti*, va la mente (*manah*), y donde va la mente va prana. Donde pones tu mirada interior o atención, esa zona se llena de prana, que es una energía nutritiva, protectora, que cuida.

Experimenta esta relación con la siguiente práctica:

PRÁCTICA

Cómo percibir energía: túmbate en una postura en la que estés cómoda; puede ser shavasana, como en la imagen que verás a continuación. Cierra los ojos y lleva tu atención al dedo pulgar derecho y observa qué sensaciones aparecen: calor, frío, hormigueo, ligereza, presencia, peso, luminosidad…

Si no notas nada, puedes moverlo ligeramente hasta que percibas sensaciones. Una vez la mente se focalice en el dedo, detén el movimiento y observa qué sientes. No tiene que ser nada muy llamativo, esta práctica te sirve para refinar tu atención.

Sigue con los siguientes dedos, uno por uno, el mismo proceso. No te tenses para forzar sensaciones, recuerda que no tener sensación es también algo a tener en cuenta. Cuando hayas pasado por todos los dedos, observa qué sientes en los dedos, las manos... esa tormenta sensorial que quizá nunca habías percibido simplemente porque tu atención estaba lejos del cuerpo.

Con esta práctica comienza el proceso de despertar, de conectar con tu cuerpo físico y sutil. Te permite comprobar la conexión entre atención/mente y energía. Utilizaremos este foco en distintas zonas del cuerpo durante nuestras posturas con el objetivo de generar prana y mantener la mente focalizada en un punto.

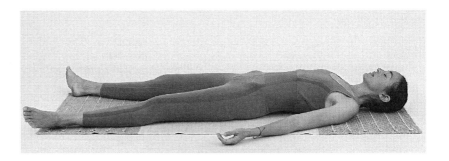

Debido a nuestro estilo de vida, la atención suele estar dispersa, orientada hacia el exterior: trabajo, relaciones, familia, redes sociales... Apenas damos un descanso a los sentidos. En la práctica de yoga aprendemos a recoger nuestra atención y dirigirla hacia el interior: qué ocurre en nuestro cuerpo, emociones, práctica, mente. Encontrarás muchos recursos para poder enfocar tu atención, tu energía.

La mente es como un pájaro: para que deje de volar inquieta de un lado a otro hay que darle una rama, un objeto donde posarse. Esa idea de poner la mente en blanco no es el objetivo: sino concentrarnos, cultivar atención, y veremos maneras muy bellas y efectivas para lograrlo.

Yoga para la calma

PRÁCTICA

Establezcamos el punto de partida antes de la práctica (Cuadro 1):

Cuadro 1	
Sensaciones en el cuerpo, cómo y dónde las sentimos	Calor-frío, seco-untuoso, denso-ligero, pesado-liviano, áspero-suave, rígido, dolorido, expansión, inquietud, estancamiento, picor, bloqueo, incómodo, agradable o desagradable…
Sensaciones en la respiración observándola tal y como es	Ligera, superficial, interrumpida, rápida o lenta, con sonido o silenciosa, irregular, densa, pesada, profunda, estable, constante.
Si hay movimiento en el cuerpo y dónde al respirar	Cómo se encuentra la mente, en estas tres clasificaciones: • Estable, concentrada, tranquila, descansada. • Confusa, agobiada, inquieta, irritada, fragmentada, perfeccionista, hiperalerta… • Densa, lenta, apagada, cansada, poco motivada, aletargada…
Qué emoción/es está presente	Tristeza, contento, miedo, indecisión, impaciencia, ira, aburrimiento, tranquilidad, estabilidad….

A todos estos aspectos afecta las técnicas de yoga, atenderemos a ellos antes y después de cada práctica. Podemos escribir o solo pensarlo. Estos *check-ins* y *check-outs* son una manera de empezar a practicar *mindfulness,* recoger nuestra atención y llevarla al interior. Observa si la práctica te deja en un estado en el que (Cuadro 2):

Cuadro 2
• La respiración es constante, estable, sin esfuerzo ni ruidos. • El cuerpo tiene menos molestias, estás más cómodo en tu piel. • La mente está clara, concentrada, estable, en calma. • Emociones apaciguadas, contento, serenidad. En el lenguaje del yoga y ayurveda quiere decir que hemos eliminado vikrutis y vrittis, y hemos establecido satva. Para nuestro vocabulario de a pie, es señal de que vamos por buen camino, que la práctica cumple su objetivo.

Los 3 estados de la mente y características descritas se relacionan con distintas ramas del Sistema Nervioso Autónomo y en yoga se les llama gunas: 1) Satva a las cualidades del CVV: estable, concentrado, tranquila… 2) Rajas a las características del SNS: irritado, confuso, alerta, perfeccionista, enfadado… 3) Tamas a la mente ejemplo del CVD: lenta, apagada, densa, aletargada…

¿Qué es prana?

Prana es la clave en la práctica de yoga; podemos traducirlo como 'corriente de energía' o, en palabras de Indu Arora, 'la más pequeña e indestructible unidad de energía'. Ser humano en sánscrito es prani: 'el que está hecho de prana'. Prana es la fuerza vital que sustenta al ser humano y cualquier aspecto de la creación.

Captamos prana a través de la alimentación, las relaciones con los demás, el sol, el movimiento y principalmente refinando la respiración, de ahí que sea un elemento fundamental en la práctica de yoga. Las técnicas que utilizamos para extraer o destilar prana de la respiración se llaman pranayama. Prana se distribuye por el cuerpo energético, también llamado sutil, a través de canales energéticos llamados *nadis*. El objetivo de los yoguis es generar, cultivar y mover prana.

Yoga no es asana, asana es yoga

Un término que oímos a menudo en una clase de yoga es *asana*. Con él nos referimos a las distintas posturas de yoga. En Occidente muchas veces se utiliza yoga como sinónimo de asana, pero como has visto, si tu atención no está en tu cuerpo, en tu respiración y en el presente, estarás imitando cierta postura y será eso, una postura. Solo será un asana cuando nuestra atención esté presente.

La traducción de asana *es 'sentarse' o 'asiento'.*
Lo que se sienta es nuestra mente en el cuerpo.

Yin Yoga

Hay distintos estilos de yoga, cientos de linajes, pero en este libro me centro principalmente en Yin Yoga, algo que llevo practicando años y compartiendo en formaciones para futuros profesores. Es una práctica que ha transformado mi vida, mi práctica de yoga, mi cuerpo y cómo lidio con mis emociones. Un camino de profundo conocimiento interior.

Yin Yoga recibe su nombre de Paul Grilley, padre de esta práctica, para distinguirlo de otros estilos considerados Yang Yoga como Hatha, Vinyasa, Ashtanga, Kundalini, Jivamukti y muchos más que van surgiendo.

En Yin se trabajan distintos tejidos a nivel físico, pero además la manera de practicarlo también lo hace radicalmente diferente, de ahí que haya que distinguirlo de los estilos Yang.

Yin hace referencia al término taoísta que define lo lento, activo, frío, oscuro, profundo, introspectivo, calmante, adjetivos que definen la práctica de Yin, y ahora veremos por qué. Yang Yoga define lo opuesto: rápido, caluroso, luminoso, superficial, extrovertido, estimulante.

En el apartado «En la esterilla, comienza el viaje» aprenderás cómo se practica. Puedes saltar directamente a ese apartado. Si prefieres saber cómo nos afecta y el engranaje que se esconde detrás, sigue leyendo…

Yoga para la calma

Efectos de Yin Yoga

A) Nivel físico

El objetivo de la práctica de Yin Yoga a nivel fisiológico es el tejido conectivo profundo: articulaciones, tendones, ligamentos y fascia. Se consideran los tejidos profundos del cuerpo, a diferencia de los músculos, más superficiales, y objetivo principal de las prácticas Yang Yoga.

La rigidez en las articulaciones es lo primero en limitar nuestro rango de movimiento (47 %), seguido de los músculos y su fascia o miofascia (41 %) (información recogida de Bernie Clark). Y al igual que los demás tejidos del cuerpo, si no se estimulan o estresan, van perdiendo cada vez más movilidad y terminan atrofiándose.

Pero a las articulaciones les sienta bien el movimiento o estrés al estilo Yin: suave y mantenido en el tiempo.

Los principios de la práctica de Yin Yoga, que afectan a nivel físico, no son negociables:

- Estrés o estimulación suave; donde notemos las primeras sensaciones al entrar en la postura, ahí nos detenemos.
- Un tiempo determinado en cada asana.
- Mantener el cuerpo relajado.

Si no los respetamos, no estaremos haciendo Yin, y estos tejidos no se verán afectados de manera adecuada y beneficiosa.

Estrés suave o primeras sensaciones: cuando estás estimulando los tejidos de manera beneficiosa. Si las sensaciones aumentan o son demasiado intensas, los músculos se tensan para proteger las articulaciones y recibirían ellos los efectos de la práctica en vez de los tejidos conectivos. Estarías haciendo Yang, pero al estilo Yin; es decir, estimulando los músculos pero con posturas mantenidas demasiado tiempo, un tipo de estrés que los músculos no toleran bien.

Respecto al tiempo, es lo más llamativo o característico de la práctica de Yin. Los *yinsters* estamos largo tiempo en las posturas en comparación con el Yang Yoga, algo posible porque buscamos que *los músculos estén relajados.* En Yin nos fundimos o derretimos en las posturas. Durante este tiempo, que suele oscilar entre tres y seis minutos (depende de la persona, zona del cuerpo, edad, lesiones previas, estado físico, etc.), podemos percibir cómo las resistencias de los tejidos se disuelven.

La activación muscular despierta la respuesta del SNS, lo que empieza a tensarnos inmediatamente a nivel mental. Yin es una práctica relajante, buscamos hacer una pausa que favorezca un momento de introspección en medio de la agitada vida cotidiana. El objetivo es estimular la respuesta del Sistema Nervioso Parasimpático y darle un respiro a nuestro cuerpo a muchos niveles.

Si vamos tan profundo en la postura que estamos deseando salir y los músculos se tensan, estaremos dándole a nuestro cuerpo más de lo mismo disfrazado de quietud externa/corporal. Si el músculo está activo, tu cuerpo sigue recibiendo el mismo mensaje de activación, tu sistema nervioso sigue reforzando los mismos caminos.

En Yin Yoga queremos proporcionar nuevas experiencias a nuestro sistema nervioso, engrasar otras respuestas. Relaja los músculos, no vayas al máximo, practica, experimenta y aprende algo nuevo. Solo así podremos salir del estado anterior. Ya hay muchas actividades Yang en nuestra vida, lo ideal es dejar que Yin sea esa manera de compensar o contrarrestar, proporcionando calma Yin a la actividad Yang.

Con tiempo y práctica aprendemos a descubrir nuestros patrones de tensión, dónde se manifiesta la rigidez y a liberarla conscientemente. Como dice Thomas Hanna, «Una persona estresada vive en un cuerpo estresado» (tensión en la mandíbula, agarrotamiento, rigidez postural, etc.). En Yin Yoga empezamos a reconocer cómo es nuestro cuerpo cuando está relajado.

He encontrado a muchos alumnos que no sabían distinguir si estaban tensos o no, porque «como siempre lo están» no tienen la sensación/experiencia registrada del estado de relajación. Pero con práctica y atención empiezan a distinguir estos patrones de tensión y a poder liberarlos.

Trabajar con las primeras sensaciones sin ir al máximo o hasta nuestro límite suele ser difícil al principio. ¿Para qué quedarme a medias si puedo hacer mucho más y llegar más lejos y que «sea más efectivo»? (entre comillas, porque no lo es).

Sin embargo, en la sutileza de las sensaciones está el beneficio. Si nuestra tendencia es ir al máximo, haz este ejercicio de reflexión personal y estarás practicando otra técnica de yoga llamada *svadhyaya*, u observación y análisis personal:

- ¿Por qué buscas ir al máximo en la postura?
- ¿Buscas las máximas sensaciones porque crees que es cuando realmente haces «algo»? ¿Quizá estás tan desconectado de tu cuerpo y sensaciones físicas que si no es demoledor y agresivo no sientes nada?
- ¿Vives con el lema «*No pain no gain*»?
- ¿Qué intentamos demostrar y ante quién? Hay veces que es ante nosotros mismos. Y en ese caso, ¿ante qué cara de nuestro yo interior?
- ¿Quizá no estás presente durante la postura y te pasas antes de encontrar ese primer límite de sensaciones?
- Como tu cuerpo te permite ir más profundo, ¿te ves en la obligación de llegar a ese punto? ¿Por qué?
- ¿Puedes extrapolar este ir al máximo a otros aspectos de tu vida: trabajo, relaciones, etc.?

Que podamos hacer algo no quiere decir que siempre tengamos que hacerlo. Nuestros objetivos aquí son distintos. Al principio cuesta, sobre todo cuando traemos patrones y hábitos de otros estilos de yoga, pero, como todo, esto también se aprende.

> *Respeta ese primer límite físico, es el primer paso en Yin Yoga. Como dice Judith Hanson Lasater: «Sé que todos podéis hacer más, pero ¿podéis hacer menos?». ¿Te das permiso?*

ZONAS DE TENSIÓN: algunas de las zonas que suelen estar tensas son: mandíbula, suelo pélvico, cuello, hombros, abdomen, dedos de las manos y pies. Un truco para saber si hay tensión en estas zonas es activarlas conscientemente, mantener unos segundos y soltar. Si te resulta imposible activar... ¡quizá es porque ya está activo! Intenta relajar, soltar. Repite distintas veces durante el día. Estas zonas se trabajan en nuestras prácticas y llevamos la atención a ellas en un recorrido mental siempre que entramos en las posturas. No te frustres si no sientes nada o no sabes distinguir, todo llega. Todo el cuerpo es estimulado en Yin Yoga, aunque solo hagas una postura para los pies. La fascia es como una red que envuelve y «rellena» nuestro cuerpo, lo que hagas en una zona afecta a lo demás. Y... vamos a afectar a muchas zonas del cuerpo, lo que percibirás a nivel global y te hará avanzar en ese camino para soltar la tensión física.

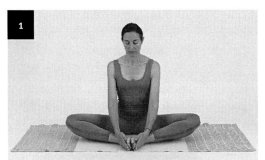

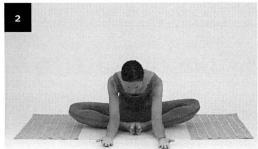

Primera experiencia YIN: vamos a practicar en la postura de la imagen que se llama «mariposa». Utiliza tu cronómetro del teléfono, por ejemplo, para que cuente tres minutos.

Sentada en el suelo, dobla las rodillas, junta las plantas de los pies y deja que las rodillas caigan hacia los lados. Si notas que la pelvis entra en anteversión inclinándose hacia atrás, siéntate en el borde de una manta o toalla grande de baño. Si con la manta no es suficiente, apoya las manos por detrás de las nalgas y empuja para alargar la columna.

La zona donde queremos notar sensaciones son las ingles y el interior de los muslos. Recuerda, sensaciones suaves, nada intenso.

Si hay demasiadas sensaciones, pon un bloque o manta enrollada debajo del exterior de cada rodilla para que sostenga las piernas, a la altura en la que notas sensaciones suaves.

Si puedes redondear la espalda, hazlo y flexiona hacia delante.

Relaja los pies (no aprietes el uno hacia el otro como harías en Hatha u otros estilos Yang, y si lo haces de manera automática, reconoce este hábito o patrón e intenta soltar).

Todo el cuerpo relajado y fundiéndose hacia el suelo. En el día a día, luchamos contra la gravedad, pero en Yin Yoga nos rendimos a ella, dejamos que nos permita profundizar en las posturas, en los tejidos.

Encuentra TU postura. En cada persona «mariposa» se puede ver muy diferente, no queremos parecernos a nadie, dejamos que las sensaciones nos guíen.

A continuación, haz un repaso por todo el cuerpo llevando tu atención desde los pies a la coronilla y eliminando tensión donde la encuentres. Recuerda el apartado «Zonas de tensión» en la página 71 para repasar esas zonas habituales.

Por último, entra en el asana dejando que tu atención se asiente en el cuerpo, en la explosión de sensaciones, los movimientos de la respiración, todo lo que percibas. Intenta mantener tres minutos.

Si dejas de sentir sensaciones, señal de que se deshacen las tensiones iniciales, profundiza un poco más, quizá unos milímetros, hasta encontrar las siguientes sensaciones y mantente ahí.

Si, por el contrario, notas que las sensaciones aumentan, retrocede unos milímetros hasta encontrar ese límite tolerable.

Es importante sentir sensaciones, si no, no estaremos estimulando a nivel físico ni energético.

Si en cualquier momento sientes dolor, sal de la postura suavemente.

Una vez pasados los tres minutos, lentamente deshaz la postura y ve a una en la que estés cómoda. Quizá tumbada o de piernas cruzadas. Observa sensaciones al liberar el cuerpo como hormigueo, ligereza, vibración, alivio (esto se lo conoce como efecto rebote), los cambios en la respiración, etc.

Yin Yoga y flexibilidad

«El cuerpo es un ser multilingüe. Habla a través de su color y su temperatura, el ardor del reconocimiento, el resplandor del amor, la ceniza del dolor, el calor de la excitación, la frialdad de la desconfianza. Habla a través de su diminuta y constante danza, a veces balanceándose, otras moviéndose con nerviosismo y otras con temblores. Habla a través de los vuelcos del corazón, el desánimo, el abismo central y el renacimiento de la esperanza».

.... CLARISSA PINKOLA ESTÉS ...

Como hemos visto, la práctica de Yin Yoga afecta a las articulaciones (que es de donde proceden muchos de los límites a nuestra movilidad) y estimula los tejidos, lo que ayuda a que se alarguen y regeneren, y por tanto mejoren nuestro rango de movimiento y ciertas lesiones. Esto le ha dado fama a Yin Yoga de incrementar nuestra flexibilidad física.

Pero es algo a lo que no doy mucha importancia, porque en Yin no perseguimos ni buscamos, sino que aceptamos y recibimos. Son las bases que distinguen también a este estilo de yoga receptivo. ¿Recuerdas que una de las cualidades Yang es ser «activo»? Como dice Cindy Lee, lo contrario de activo no es pasivo, sino receptivo.

Y así es Yin, no una práctica que busca efectos y resultados, sino que acepta cualquier cosa que venga *tal y como es* (quédate con esta frase porque es de suma importancia y puente a otros aspectos que veremos).

Además, no todo el mundo experimenta grandes mejoras en su rango de movimiento, y desde luego los cambios no son tan rápidos como ocurre tras la práctica Yang. Los músculos enseguida muestran los efectos tras estimularlos: más tonificados, más volumen. Pero los tejidos que se trabajan en la práctica Yin no están tan vascularizados y los cambios tardan más en darse. Esto no quiere decir que no ocurra, solo que es más Yin, más lento.

Hay también personas que por la composición o estructura de sus tejidos tienen más rigidez, y no notan cambios tan espectaculares como otras. Así que lo ideal es practicar sin expectativas y recibir lo que la práctica tenga que ofrecernos.

Además, hay otra flexibilidad más importante, que nos va a resultar más útil y nos va a hacer más felices que tocarnos los pies con las rodillas estiradas. Una que podemos cultivar durante la práctica de Yin: la flexibilidad mental.

Yin Yoga es una práctica interior que beneficia a nuestra mente y emociones tanto como a nuestro cuerpo físico. Aprendemos a cultivar un estado de calma que permanece estable, no importa las sorpresas que nos traiga la vida.

Por increíble que parezca, una sesión de Yin Yoga resume las distintas experiencias de la vida: desafíos, límites, transiciones, esperas, comienzos… nos enfrentamos a distintos retos y lo hacemos con nuevas armas: observación, reflexión y paciencia. De esta manera, experimentamos físicamente, *embodied*, nuevos aprendizajes, los vivimos. Esto mejora nuestra flexibilidad emocional y mental. Nos aporta fuerza para tolerar un amplio abanico de sentimientos y entonces, con flexibilidad, poder volver a un estado de calma.

Porque flexibilidad significa eso: recuperar nuestro estado de calma tras la tormenta que ha venido en forma de disputa, contrariedad, pérdida, etc. Quizá ahora mismo no consideras que la calma sea tu base emocional si sufres de gran estrés, pero ¿ha sido siempre así? Recuerda, aunque sea lejano, cuando estabas contenta, relajada, conectada con la vida, sin prisas. Ese es nuestro estado original, así lo afirma la sabiduría del yoga. Y mirando a los niños pequeños podemos confirmarlo. Nuestro estado actual de estrés o ansiedad es aprendido, y de eso tratamos aquí: primero, establecer esa base de calma y a continuación la capacidad de volver a ella cuando nos alejemos por diferentes devenires de la vida.

La práctica del yoga no elimina las dificultades, pero nos vuelve más capaces y preparados para lidiar sabiamente con ellas.

Desde fuera, durante una sesión de Yin Yoga, parece que el que practica no está haciendo realmente gran cosa: redondea la espalda, puede estar completamente apoyado sobre soportes blandos y cómodos, no muestra gran esfuerzo… Pero, como me gusta decir a mis alumnos: en Yin Yoga no suda el cuerpo, «suda» el cerebro.

En el interior hay una práctica intensa, viva, y muchas veces desafiante. Esas pequeñas tormentas que preceden a los descubrimientos, incomodidades que nos llevan a despertar en muchos planos de nuestra existencia.

En realidad, despertar es eso, pequeños chispazos diarios en los que comprendemos la realidad y nuestra conexión con todas las cosas. Quizá solo duran unos segundos. En el budismo se los llama pequeños despertares o chispas de Nirvana, y no hay que mudarse a un monasterio para vivirlos. La cocina de tu casa mientras friegas un plato es un gran lugar, igual de mágico y propicio para que ocurra. La práctica de Yin nos entrena para ello, allana el camino.

B) Nivel emocional, 90 segundos gloriosos

Esas primeras sensaciones y el tiempo que estamos en las posturas generan otra alquimia aparte de la que ocurre en el cuerpo físico. Experimentamos la marea creciente y menguante de las emociones.

La palabra «emoción» procede del latín *e-movere*, que significa 'energía en movimiento'. Las emociones son la energía mental, física o emocional que nos mueve, sacude, trae cambios, genera agitación o un remover profundo.

Son parte intrínseca de lo que nos hace humanos, y cada uno de nosotros tiene una relación distinta con ellas.

Hasta no hace tanto se las consideraba primitivas o básicas, que nublan la mente, poco útiles, algo de lo que deshacerse para continuar con el brillo de lo racional, el intelecto, como si mente y emociones fueran opuestas. Pero hoy sabemos que las emociones no solo tienen una función de protección y mantenimiento de la homeostasis o equilibrio interno, sino que participan del razonamiento, en la toma de decisiones y en funciones elevadas como la comprensión y realización personal.

Hay muchas clasificaciones de las emociones, pero un consenso general entre los psicólogos en Occidente las divide en veintisiete categorías. De ellas, seis se consideran básicas: ira, disgusto, miedo, tristeza, felicidad y asombro. Todas las demás son tonalidades de estas seis. Cuando aprendemos a observarlas y ver qué subyace en cada una de ellas, empezamos a entender y a atar cabos, lo que nos llena de poder y no a merced de la marea emocional.

En Yin Yoga entrenamos el arte de dejar de ignorarlas. Tenemos emociones a cada segundo del día, son los «pensamientos» del cuerpo. Muy a menudo deseamos sentir algo distinto y buscamos una distracción: comida, bebida, ver la televisión, buscar compañía constante de otras personas, mirar el teléfono. El teléfono se ha convertido en nuestro gran aliado para evadirnos cuando una emoción que no nos apetece empieza a aflorar; de hecho, nos hemos vuelto expertos en mirar la pantalla y hacer *scroll* en cuanto la incomodidad surge. Todo esto para evitar enfrentarnos con lo que ocurre, «sentarnos» con ello. ¿Por qué?

Es cierto que hay ocasiones en las que hablamos y expresamos lo que sentimos sobre una situación o persona, pero casi siempre lo que estamos intentando es resolver algo, buscar soluciones, o reforzar ciertas ideas, una actitud, etc. Queremos tomar el control, recuperar lo que Pema Chödrön llama «el suelo bajo los pies», la sensación de volver a estar al mando.

Pero no sacamos tiempo para realmente entender por qué nos sentimos así y vislumbrar que esas cosas que llamamos emociones están dictando cómo nos vemos a nosotras mismas y al mundo alrededor, cómo nos comportamos. Necesitamos saber y reconocer qué estamos experimentando para que no dirija y tome el control de nuestra vida.

Y esto es realmente importante cuando se trata de emociones poderosas como dolor, odio, ira, envidia, pérdida, tristeza, celos, miedo, impotencia, rabia… Aunque puedan ser agobiantes y sobrecogedoras, recuerda que son energía en movimiento y, para poder permitir que abandonen nuestro sistema nervioso, necesitamos reconocer que existen, que están ahí, y cultivar un espacio para resolverlas. Ese espacio lo proporciona la práctica de Yin Yoga.

Thich Naht Hanh decía que emociones como la ira, el odio, la ansiedad, el miedo, etc., son parte de nosotros. No debemos etiquetarlas como algo malo frente a las emociones «buenas», sino utilizar nuestra gentileza, amor, compasión y ternura para lidiar con ellas, como un hermano mayor cuida del pequeño; no ignorando, sino estando presentes, dedicándoles atención y mostrándoles que estamos ahí para escucharlas, aprender de ellas y redireccionarlas.

Un apartado distinto es el tratamiento con alumnos con TEPT: la práctica de estilos más lentos puede ser un catalizador de emociones y debe acompañarse de ayuda profesional. Está demostrado que yoga y meditación ayudan a personas que han sufrido un trauma, pero esa práctica debe tener modificaciones que no tratamos en este libro.

Yin Yoga genera un espacio seguro y relajado donde nos sentimos protegidos física y emocionalmente. Esta seguridad es imprescindible. Si no nos sentimos seguros, no podemos relajarnos ni ser objetivos, creativos y encontrar soluciones. Proporciona un contenedor en el que, en cuanto alcanzas el primer límite de las sensaciones físicas suaves, enfrentándote al tiempo, empiezan a aparecer distintas emociones.

Además, combinamos relajación física con alerta mental, pero el tipo de alerta que no se aferra, sino que se posa. Te permites recibir las sensaciones y emociones, no lanzarte a por ellas, ni salir corriendo para igno-

En el capítulo 8, «Contemplaciones», encontrarás un apartado llamado «Rasa sadhana» para trabajar con tus emociones durante la práctica.

rarlas. Fluyes con la experiencia, tu atención pasa a ser un elemento más del presente, la que observa el balanceo de todo sin dejarse arrastrar por ello. Es como flotar en el mar, hay cosas a tu alrededor: algas, peces, una ramita, corrientes más frías… (ruidos, pensamientos, distintas sensaciones físicas, la respiración, etc.). Abres tu cuerpo a las sensaciones y no bloqueas la experiencia ni la analizas creando una gran historia, o temiendo la oscuridad que hay detrás, simplemente flotas con la mirada en el azul infinito del cielo dejando que todo a tu alrededor te acaricie como parte del océano, de estar nadando, de estar viva. No te cierras a las sensaciones, sino que las integras en tu experiencia.

El cielo azul es una metáfora muy utilizada en meditación, y también el océano. Estás en la postura de Yin Yoga, y distintas sensaciones surgen pero no te aferras ni las juzgas sino que sigues flotando, y esa ola se vuelve a disolver en el océano de tu cuerpo, de donde ha surgido. Tu mirada en el cielo azul, infinito, que lo abarca todo, así es nuestra consciencia. Pueden aparecer nubes, pensamientos que surcan el cielo, y simplemente observas cómo lo atraviesan y desaparecen. Todo forma parte de nosotros mismos y a la vez no nos define.

Este no juzgar ni analizar es de vital importancia. Este soltar y no dejarnos arrastrar es una de las claves de la práctica de yoga. Yin Yoga, con su búsqueda de sensaciones suaves mantenidas en el tiempo, nos pone frente a estas experiencias, y con ello llega la oportunidad de reprogramar nuestra respuesta, de observar y empezar a aplicar distintas herramientas que no solemos utilizar: paciencia, observación, cultivar una mirada curiosa, no enfrentarnos, no huir, estar presentes sin actuar (*Wu wei*), dejando que las cosas se desenvuelvan sin interponernos en su camino.

Aprendemos a mantenernos con las sensaciones ante las emociones que nos recorren, y a mirarlas de frente. No podemos huir mirando las redes sociales, ni ignorarlas poniendo música o llamando a una amiga, no las reprimimos. Te enfrentas a ellas y empiezas a desenmascararlas: ¿qué te preocupa realmente, por qué te hace sentir mal, dónde notas la sensación, hay otra emoción disfrazada bajo esta que se presenta?

Ese tiempo en las posturas, nuestra atención y capacidad de observación nos permite detectar no solo la tensión física (que es respuesta

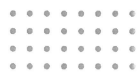

ante ciertas emociones) sino también la preocupación mental y los cambiantes estados emocionales que fluyen creciendo y menguando como la luna; entender que son pasajeros, breves. Jill Bolte Taylor descubrió que el alcance natural de una emoción, la media de tiempo que tarda en moverse a través del sistema nervioso y el cuerpo, es solo de un minuto y medio. 90 segundos gloriosos. Tras ese periodo necesitamos pensamientos, nuestro infinito diálogo interior, para mantener la emoción viva y espoleándonos.

Wu wei es un concepto clave de la filosofía taoísta que establece que la manera más adecuada de responder es sin actuar (sin forzar).

En Yin aprendemos a tolerar, respirar en esos patrones y liberarlos. Empiezas a percibir las emociones: como sensaciones (o energía) que se mueven por tu cuerpo. Aprendes a no aferrarte ni dejarte definir por ellas. Las desmontas. Pierden fuerza y aprendes a decidir qué vas a iluminar con el foco de tu atención.

Yin Yoga te permite acceder al SNP, fortalecer los caminos neuronales de relajación y calma, detenerte en ese estado libre de tensión emocional. Es posible gracias a la neuroplasticidad, la habilidad del Sistema Nervioso Central y del cerebro para adaptarse a los cambios y adquirir nueva información modificando las conexiones neuronales.

Pero también a la neurogénesis o nacimiento de nuevas neuronas. Ocurre más en la infancia, pero los adultos podemos estimular zonas del cerebro que permitan a nuestras células nerviosas aprender nuevos caminos y transformar una emoción obsesiva, indeseable, en algo que nos permita movernos de manera diferente, más productiva.

Con repetición, estos nuevos caminos maduran, fortalecen, se establecen. De manera que puedes recurrir a ellos cuando experimentas una reacción emocional lejos de la esterilla, en la marea de las experiencias diarias. Y esto es una herramienta muy poderosa. «Te ves venir» en medio de la turbulencia y decides cómo responder, en vez de quedar atrapada por tus reacciones habituales. Te permite hacer la «sagrada pausa» (más en la página 187), esos segundos mágicos en los que reside nuestra libertad.

Y podemos, con la información de este libro sobre nuestro Sistema Nervioso Autónomo como generador de sensaciones y emociones, identificar nuestros patrones y cambiarlos.

Los textos del yoga nos dicen que la energía o prana es experimentada como sensaciones físicas (hormigueo, calor, vibración, luminosidad, peso, ligereza…). Por eso cada vez que entras en las posturas del Yin te quedas con esas primeras sensaciones, estimulando tu energía. Si no notas nada, no estás haciendo nada, ¡pero recuerda no pasarte! Más sensaciones no significa más energía. El cuerpo energético se llama también sutil, y esa sutileza es clave.

Para que se dé este procesado emocional es importante alguien que nos guíe, recordándonos este proceso. No se trata de soltar esta parrafada sino de inspirar, con solo unas frases, la importancia de observar, soltar y aceptar. Un buen profesor de Yin Yoga es por tanto imprescindible, o tener ya interiorizada estas instrucciones para poder hacerlo por tu cuenta. De lo contrario, puedes e influir a nivel físico pero seguir frustrada, huyendo, sustituyendo tus experiencias por otras: por ejemplo, haciendo una lista de la compra o criticándote por no mantener una postura o sentirte más rígida. De nuevo, que esté presente nuestra atención, pero ahora añadimos otro elemento importante, el tipo de atención. Veremos más en el apartado mental y de meditación.

Respiración y emociones

A diario vivimos distintas emociones que se van acumulando en nuestro cuerpo. Cada vez que experimentamos algo agradable o desagradable, que no sea paz y calma, nuestra respiración cambia. Quizá la inhalación o exhalación se alarga, se acelera el ritmo, se interrumpe, etc.

La emoción deja su sello en la respiración, que se transforma en respuesta fisiológica: expansión, tensión o constricción, frío, calor, etc., en nuestros tejidos, pasando así a formar parte de nuestro cuerpo físico. Es ese viaje que explica la frase «*issues in our tissues*», «emociones en los tejidos».

Hay veces en que las emociones podemos etiquetarlas: «Ha pasado esto y por eso me siento así», pero otras muchas veces no, y distintas capas de emoción se empiezan a acumular en nuestro interior. La práctica de yoga nos sirve como limpieza emocional, una manera de gestionarlas a diario.

Maneras de trabajar las emociones con la respiración:

- *Ratios de respiración:* por un lado, ya hemos visto que alargar la exhalación tiene el efecto de activar nuestro SNP. Y al contrario, alargar la inhalación el efecto de activar el SNS, que puede ser útil cuando queremos sentir más energía, vitalidad o motivación.
  (Cambiar los ratios de inhalación y exhalación se llama *visama vitti*, y encontrarás más información en la página 158).

- *Respirando de manera diafragmática:* estimulando la zona inferior de los pulmones llena de nervios asociados al SNP, dejando que

Yoga para la calma

la exhalación ascienda por los pulmones de manera lenta, lo que relaja aún más. En la práctica de yoga se llama *nabhi kriya*, respirar desde el diafragma y poniendo nuestra atención en el abdomen, uno de los centros energéticos más importantes y punto de partida de la práctica de yoga.

En relajaciones en las que utilizamos distintos ratios de respiración para equilibrar zonas del cuerpo que reflejan especialmente los conflictos emocionales, como pelvis, abdomen, plexo solar, pecho garganta, cabeza, entre otras. Áreas que son claves en la práctica de yoga, pues están relacionadas con centros energéticos, y a nivel fisiológico hay órganos importantes, plexos nerviosos, charnelas vertebrales… donde se acumula la tensión muchas veces de origen emocional. Una respiración profunda y de ratio controlado ayuda a «planchar» o eliminar los desequilibrios o «arrugas» de los tejidos, los conflictos a nivel corporal o somático.

- *Meditación:* las pausas entre respiraciones también son muy importantes en yoga. Se dice que coinciden con pausas entre pensamientos, y son una puerta de entrada a la mente. Un momento de pausa antes de que comience el nuevo ciclo de respiración, como una ola del océano y su respectiva cascada de pensamientos, emociones, etc., familiarizándonos con ese momento de «vacío», «suspenso» en el que aprendemos a mantenernos confiadas, en calma, sin prisas, dejando que la nueva respiración surja sin iniciarla conscientemente. Este instante entre exhalación y nueva inhalación es un momento de curiosidad ante lo que va a aparecer. En yoga la inhalación es vida, crecimiento, actividad, generación, y la exhalación la capacidad de soltar, liberar, dejar ir, morir: un ciclo constante a nivel microcósmico de lo que ocurre en el exterior, en todo lo que nos rodea, esa evolución-involución que ocurre en todos los niveles.

Podemos meditar y relajarnos en esta pausa, estar cómodas en ese espacio, vacío de pensamientos. Como cuando vamos a decir algo. Haz la prueba con *Bhairava Mudra*: abre la boca como si fueras a decir una palabra y detente. Observa qué ocurre con tu respiración y en tu mente. Hay un momento de vacío, la respiración se detiene y la mente está completamente en blanco, limpia, sin pasado, presente ni futuro, como si el tiempo se hubiera disuelto.

¿Por qué yoga?

Relajación en la pausa: tumbadas o en una posición en la que estemos sostenidas y relajadas. Lleva la atención a la respiración y no la modifiques, deja que ocurra de manera natural: cómo se expresa la inhalación, floreciendo y despertando, y cómo aparece la exhalación, recogiendo y soltando.

Relaja cualquier tipo de alarma, o exceso de alerta. En todas las prácticas de yoga, sobre todo en las sutiles o que requieren de menos movimiento físico, cuanto menos perfección y empeño, más cerca del objetivo. Cuanto menos obsesionadas estemos por que suceda algo, más probabilidades de que ocurra.

Observa si aparece una pausa natural al final de la exhalación. No te asustes ni busques una nueva inhalación, tampoco retengas, deja que la pausa tenga su duración natural y observa cómo florece la nueva inhalación. Esta pausa nos conduce a ese estado en calma, silencio interior, libertad y felicidad conocido como *Sat Chit Ananda*, la naturaleza del Ser, tu estado natural; un punto de disolución más allá de todas las turbulencias físicas y mentales, un estado que no depende de algo externo y que no se puede alterar ni arrebatar.

Cómo trabajar con nuestras emociones durante la práctica

1 Observa, reconoce y permite:

Al igual que ocurre con la pausa entre las fases de la respiración, ocurre cuando entramos en el asana, es el momento de pausa entre transiciones o movimiento. Es cuando las emociones dejan de esconderse y se muestran tal y como son. Nuestra atención es como un foco de luz en el teatro: donde se posa, ilumina, poniendo de relieve todo el polvo, irregularidades, cualidades… Por eso, la práctica de yoga expone a la luz nuestros defectos, no los hace desaparecer, no borra sino que ilumina.

Cuando entras en la postura de Yin Yoga y diriges la atención hacia el interior, por ejemplo, a la respiración, todas esas emociones que estaban en la sombra, pinchándonos, molestándonos con su presencia, se ven iluminadas: miedo, nostalgia, ansiedad, inquietud, resentimiento, vergüenza, ira… Pero no siempre se muestran de esta manera: en crudo y sin tapujos, o con un mensaje que diga «Soy ira». Muchas veces se manifiestan como sensaciones físicas de incomodidad, inestabilidad, hipermovilidad, picores, prisa…

El objetivo al trabajar con ellas es percibir su presencia sin dejarnos arrastrar, sin juzgarlas. De esta manera la práctica de yoga se convierte en lo que llamamos *chitta prasadna*, 'purificación emocional'.

Cuando llevamos la atención a distintas zonas del cuerpo, respiramos ahí, estiramos, comprimimos, exprimimos los tejidos y permanecemos presentes, todas esas emociones ignoradas o reprimidas que estaban enredadas en ciertos tejidos corporales, como si giraran en ellos en forma de rigidez, tensión, debilidad…, reciben por fin nuestra atención imparcial, son escuchadas, tenidas en cuenta, y de esta manera comienza el proceso de liberarlas.

Pero no es algo que hagamos de manera consciente, como quien saca una pelusa de un jersey. No hay que hacer nada especial, no hay que entender el proceso, sería como intentar dar significado a un sueño. Es muy distinto a nada que podamos analizar de manera racional porque ocurre bajo el control y percepción de la corteza cerebral, en los campos sinuosos del sistema límbico o emocional y de nuestro cuerpo/sistema nervioso.

Para percibir nuestras emociones tenemos que empezar prestando atención a la sensaciones corporales. Ya sean los órganos revolviéndose con ruido, la tirantez de los músculos, la inquietud de las piernas, el hormigueo en las rodillas que nos empuja a salir corriendo, la palpitación en el pecho, los picores desordenados, el peso en la garganta… Asentarnos en la experiencia de habitar nuestro cuerpo, descender desde el mundo efervescente y nebuloso de la cabeza y las ideas a la solidez y realidad de la carne y hueso. Observando qué queremos evitar y cómo se siente en nuestra piel, sin huir. Respirando no solo en las zonas incómodas, sino también, y más importante, en las vacías de sensaciones, apagadas, dormidas. Enfrentándonos a la tendencia de la mente a escapar y evitar el proceso. Aprendiendo a no dejarnos arrastrar por las muchas historias que se ponen en marcha con cada experiencia.

Simplemente hay que estar presentes con la incomodidad, molestias, tormenta emocional, inquietud, impaciencia, histeria, nerviosismo, rigidez muscular... seguir respirando y esperar a que se vaya disolviendo su espiral de sensaciones. Recuerda los 90 segundos gloriosos, recuerda a Thich Nhat Hanh, son momentos en los que nos podemos acordar de muchas personas :) Mantente en la ola, no etiquetes la emoción como mala o buena. Las emociones sirven para miles de cosas, están para enseñarnos qué nos importa o sigue importando, qué necesitamos soltar, qué ocurre en nuestro cuerpo, a qué debemos prestar atención, si vivimos según expectativas ajenas, si estamos estancadas en el pasado, con miedo al futuro. Recuerda tratar las emociones incómodas como el hermano mayor cuida del pequeño.

Observa todo ello sin dejarte arrastrar, manteniéndote en el espacio inmóvil del ojo de la tormenta. Podemos utilizar de ancla la respiración, como una manera de atravesar la tempestad. El proceso es lento, no es lineal (¿qué lo es?), va y viene.

Al principio puede parecer incluso que empeora (más incómoda, más irritada, más sensible...), pero cuando menos lo esperas, empiezas a ver luz en forma de paciencia, calma, humor. Esto no quiere decir que no vayas a perder nunca los nervios, pero quizá tardas menos en volver a la calma, a la estabilidad. Esto es un gran logro.

Quizá ya no te quedas rumiando infinitamente esa historia o frases que te han agitado, relativizas antes, le restas importancia, puedes soltar y volver a tus actividades con facilidad, estás más concentrada, duermes mejor, tienes energía constante durante el día, menos altibajos emocionales, percibes cuándo estás distraída, mejora tu digestión, desaparecen molestias y dolores recurrentes. Hay una base de contento estable en tu interior a la que volver y que nada ni nadie te pueden quitar.

Es imposible definir exactamente cómo se desarrollará el proceso en cada uno. Pero es probable que sea de la manera más inesperada y menos buscada. ¿Qué te ha traído a las páginas de este libro? ¿Qué tipo de calma buscas?

Mi consejo es que dejes que el proceso recorra su camino natural y te quedes en mera espectadora. ¿Acaso podemos hacer otra cosa? Y recuerda que cuanto más intentes controlar o entender, más bloquearás el avance.

Recuerda los límites emocionales: si alguna sensación es demasiado incómoda, no hay que mantenerse a toda costa. Vuelve a un espacio de comodidad y seguridad y ya continuarás este proceso más adelante.

PRÁCTICA DE RELAJACIÓN EMOCIONAL

Esta práctica se realiza tumbados en shavasana (mira la página 136 para posturas en shavasana), utilizando nuestra atención y la respiración para relajar profundamente los tejidos y devolver el ritmo a nivel interno. Es como un planchado emocional, alisando crestas, aristas, arrugas y dobleces a través de una relajación guiada.

2. Escucha, acepta y cuida:

En nuestra práctica de Yin, habrá muchas veces en que nos posaremos sobre la esterilla secuestradas por alguna emoción desbordante. De hecho, aunque dé pereza, sabemos que ese rato de movimiento suave y reflexión va a ser la mejor medicina. Cuando esto ocurre, las cualidades que deseamos desarrollar durante la práctica son aceptación y compasión: reconocer que el momento que estamos atravesando está cargado de sufrimiento, dudas, rabia, tristeza, impotencia, etc.; que son emociones que forman parte de la vida, y en vez de criticar, juzgar o ignorar, vamos a prestar atención y cuidarnos especialmente con cariño y comprensión, como haríamos con nuestro mejor amigo.

Será una práctica para conectar con nuestra respiración, el ritmo del corazón... prestando atención a nuestro cuerpo, su increíble trabajo constante que hace posible que podamos relacionarnos con otras personas, crear, soñar, dedicarnos a nuestros intereses, etc.

Esta manera de practicar deja un sello, una perspectiva, un espacio y mirada en nuestro interior a los que volver durante el resto el día, anclándonos en un estado ventral vagal que nos permita lidiar de manera estable y creativa con los acontecimientos.

Otras veces, esta sensación o emoción dominante no sabemos de dónde procede. Nos sentimos tristes o abatidos sin motivo aparente, o muy nerviosos e irritados, o nos falta confianza...

De nuevo, en vez de juzgar, practicamos con plena atención sin criticar, simplemente intentando escuchar qué nos intenta decir nuestro cuerpo (SNA), con una actitud curiosa y sin necesidad de darle un significado concreto.

Siempre nos ayuda el cuadro del SNA para saber si estamos en una respuesta del SNS: demasiada energía, agitados y con miedo; del CVD: energía estable, seguros, conectados, o del CVD: sin energía, desconectados y desmotivados. Este análisis y comprensión nos ayudan a entendernos durante el día, ver si estamos visitando alguno de estos estados más a menudo últimamente. Descifrar las señales de peligro que nos han llevado a los estados de supervivencia y ver si podemos añadir o sustituir algunas de esas señales por otras que generen seguridad, y así cambiar la narrativa.

Al finalizar la práctica ayuda escribir sobre lo que hayamos encontrado.

3 Recuerda, identifica y reflexiona:

Se trata de conocer e identificar los distintos estados. Podemos rememorar algún momento intenso del día, analizando hasta dónde nos ha llevado nuestro SNA y cómo hemos reaccionado, recordando la sensación de volver a la regulación y la calma y reflexionando sobre cómo respondió nuestro SN.

Yin Yoga deja tiempo y espacio para que nutramos la conexión con nosotros mismos. Es una práctica reflexiva que estimula las vías de conexión. Cuando una emoción inesperada nos asalta, podemos generar relajación recordando un sitio en la naturaleza donde nos sintamos como en casa, en calma, conectados, seguros, con recursos. Podemos explorar este lugar, ya sea real o imaginado. Puede ser nadando en nuestra masa de agua preferida, en un bosque, etc. También un sitio interior como la casa de nuestros abuelos, en la cocina de casa, en nuestra esterilla y espacio de yoga... Incluye todos los elementos que seas capaz: olores, imágenes, sensaciones, sonidos que ayuden a generar ese espacio que te devuelva a un estado de conexión y seguridad desde el que tener la perspectiva que te permita analizar lo que ocurre y encontrar el equilibrio.

Emociones y sueños

La mayor parte de las emociones son procesadas a través de los sueños. Cada ciclo del sueño dura unos 90 minutos y tiene una fase REM (en la que soñamos) y otras tres fases NO REM (en las que no hay sueños). Estas fases van cambiando de duración a lo largo de los ciclos. En condiciones normales, cada noche solemos tener entre tres y cinco ciclos.

La fase REM («Rapid Eyes Movement» o 'movimiento rápido de los ojos', en la que estamos soñando y todo va muy rápido en el cerebro) es el momento en que, a través de los sueños, procesamos las experiencias de cada día, imágenes que pasan a tal velocidad que no tienen una explicación lógica. El cerebro ilumina diferentes zonas (centro emocional, amígdala, puente troncoencefálico…), el corazón late más rápido, la presión sanguínea y la temperatura cambian… Supone un gran agotamiento físico. Mucho de lo que ocurre durante los sueños son rápidas clasificaciones emocionales, por lo que esta fase es muy importante para la salud emocional.

Cuando no descansamos lo suficiente y nos acostamos tarde o nos despertamos demasiado pronto, cortamos y suprimimos partes del sueño, lo que hace que nuestro procesado emocional (y otros muchos procesos) se altere. ¿Te has dado cuenta de que cuando estás muy nerviosa, sin perspectiva y agitada simplemente durmiendo te recuperas, te despiertas viendo las cosas de otra manera?

La práctica de Yin nos ayuda a desconectar, relajarnos, activar el SNP, soltar las preocupaciones… Como entenderás al seguir leyendo, Yin Yoga es una práctica que busca SOLTAR a nivel físico cualquier tensión, soltar expectativas sobre resultados, soltar la búsqueda de perfección, pues da igual cómo se nos vea en la postura, y soltar distracciones con la ayuda de prácticas de atención.

Todo esto ayuda a que dormir cada noche sea más fácil. Dormir es *pratyahara*, tienes que liberar las preocupaciones, planes, proyectos y pensamientos para poder sumergirte en el sueño, de lo contrario sigues activa y rumiando. Es un acto de confianza, te fundes en los brazos de Morfeo, desconectas, y para ello tienes que soltar.

Yin Yoga nos permite acceder al SNP, la rama del SNA que permite el descanso, las funciones de regeneración y digestión; cuanto más inducimos este estado, más fácil es volver a él. Pero además a nivel mental nos entrena para soltar y que podamos regalarnos el necesario descanso.

En estas páginas encontrarás, además de prácticas de Yin Yoga, relajaciones guiadas que te ayudarán a dormir o a relajarte profundamente. Ayudando a liberar el cansancio del sistema nervioso y muscular, permitimos que el cuerpo se repare más rápido, pacificamos la tensión mental y los bloqueos emocionales y promovemos el sueño profundo. Son parte de la práctica, parte de tu camino hacia la calma y el bienestar; hacia casa.

C) Nivel mental

¿Cómo afecta Yin Yoga a la mente?

Durante el tiempo que estamos en las posturas, utilizamos distintos focos donde poner la atención. Apartándola de los sentidos, domesticando la mente. Y esto tiene mucho poder, aunque no sea fácil.

En Yin Yoga utilizamos las posturas para hacer miniprácticas de meditación. Y al igual que en las grandes tradiciones de meditación, empezamos aprendiendo a poner la atención en la respiración: sensaciones del aire entrando y saliendo por la nariz, o el movimiento de distintas zonas del cuerpo. Y en cuanto nos distraemos, volvemos a ella, y así una y otra vez. Y esto es... meditar, ni más ni menos. No se trata de poner la mente en blanco, sino de desarrollar la disciplina de devolver la atención a la respiración cada vez que nos distraemos.

Y de nuevo cultivamos los dos elementos clave durante este proceso: no juzgar y soltar. No juzgar si te has distraído otra vez o el porqué. Da igual, te dices mentalmente «pensamiento» y vuelves a la respiración.

No dudes que la mente te presentará los asuntos más apetecibles para llevarte a su terreno y sacarte de la práctica. Desde la bronca con tu hermana a los planes de tu futuro viaje, al aburrimiento o el hambre, dos conocidas «resistencias» de la meditación que no son más que trucos de la mente para que abandones y la dejes a su aire, saltando de un tema a otro, que es a lo que está acostumbrada.

De manera que sueltas constantemente y no juzgas, reforzando estos dos patrones quizá poco populares en nuestro comportamiento.

La práctica de meditación tiene reconocidos efectos neurológicos:

- Se ha demostrado que disminuye el tamaño de la amígdala (nuestro «detector de peligro», como la llama Bessel Van Der Kolk) y aumenta el tamaño del hipocampo (que es el corazón del cerebro emocional), incrementa la actividad en la corteza prefrontal, lo que nos permite darnos cuenta de si estamos nerviosos, qué ocurre en nuestro cuerpo, y así decidir aplicar distintas técnicas, como respiraciones profundas, o relajación, etc. Pero para ello tenemos que cultivar nuestra atención (¿recuerdas mi definición preferida de yoga?).
- Los chequeos que hacemos al principio y final de cada práctica nos permiten identificar qué ocurre en tres áreas de experiencia: emociones, respiración, cuerpo. Esto nos permite fortalecer y despertar la mente racional o corteza prefrontal, también llamada «vigilante», que es la capacidad de discernir qué está ocurriendo y poder así generar una respuesta adecuada.
- Muy importante es la neuroplasticidad, o cambios en la organización del cerebro debido a la experiencia. Esto ha revelado lo mucho que influyen nuestras conductas en el funcionamiento del cerebro. No estamos condenados a una vida de estrés y es muy importante combatirlo, pues podemos cambiar nuestros patrones emocionales, crearlos nuevos y que proporcionen experiencias positivas.

Muchas personas tienen poco tiempo para meditar, pero sí para hacer una clase de yoga, ¡quizá de Yin Yoga! Y en Yin cultivamos prácticas de meditación entrenando y reprogramando nuestro cerebro para soltar, prestar atención, no juzgar, volver a la respiración cuando nos hemos distraído… una y otra vez, lo que tiene un efecto acumulativo y remodelador.

Mindfulness se define muchas veces como «atención al momento presente» pero, como dice Jon Kabat-Zinn, hay que añadir la coletilla «sin juzgar». Sin eso no hay *mindfulness*. Porque puedes estar plenamente presente con un enfado monumental o castigándote por lo que acabas de hacer, pero eso no es *mindfulness*. Cultivar una mente que no juzga ni critica es la parte transformadora de la práctica.

Abhyasa y *vairagya* son los dos elementos para que la práctica de yoga florezca, así nos enseñó Patanjali en los *Yoga sutras*. *Abhyasa* es nuestra práctica (sincera, honesta, con atención, sin dañarnos). *Vairagya*: soltar las expectativas por el resultado, soltar las dualidades que se generan en la práctica y más allá de la esterilla… ¿Somos capaces de soltar en otros aspectos de nuestra vida? Tener razón, la última palabra, aferrarnos a relaciones o cosas que nos impiden avanzar… ¿tenemos engranado el proceso de soltar?

PRÁCTICA DE *MINDFULNESS*

Sentada en una postura en la que estés cómoda, la columna larga pero sin tensión. Ojos cerrados o mirada baja. Cuerpo relajado. Lleva la atención a la respiración, las sensaciones que genera en la nariz al inhalar y al exhalar. Puede ser la temperatura, el roce, el cosquilleo... cualquier cosa que te llame la atención.

En cuanto la atención se disperse, te notes distraída, suelta esa distracción y vuelve a las sensaciones que genera el paso de la respiración por la nariz. Si resulta de ayuda, puedes repetir mentalmente «inhalo, inhalo...» al inhalar, y «exhalo, exhalo...» al exhalar.

Continúa durante cinco minutos. Cada vez que te distraigas, vuelve.

> «En meditación, el momento en que te das cuenta de que te has distraído es mágico. Porque es el momento en que tienes la oportunidad de ser realmente diferente y no juzgarte, sino simplemente soltar y comenzar de nuevo. Si tienes que soltar la distracción y comenzar de nuevo miles de veces, está bien. No es un bloqueo en la práctica; es la práctica. Así es la vida: comenzar de nuevo, una respiración cada vez».
>
> .... SHARON SALZBERG ...

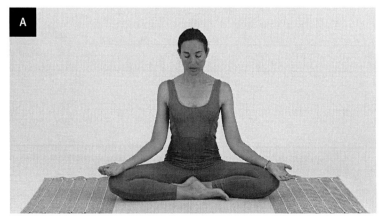

Posturas de meditación: sentada de piernas cruzadas (imagen *A*), virasana con soportes (imagen *B*) o en una silla (imagen *C*). Elige aquella en la que estés cómoda y que te permita mantener la espalda recta.

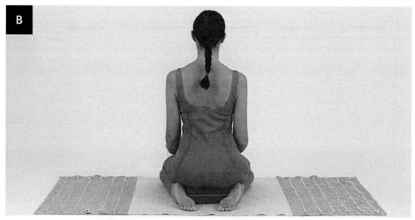

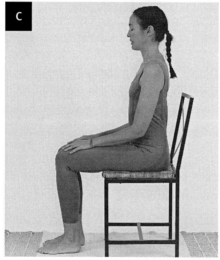

Relación cuerpo-mente: estamos hechos de células e historias

«La percepción es atención esculpida por la creencia.
Reescribe la percepción y reescribirás genes y
comportamiento... Soy libre de cambiar cómo
respondo ante el mundo, de manera que al cambiar la
manera en la que veo el mundo, cambio mi expresión
genética. No somos víctimas de nuestros genes.
Somos maestros de nuestra genética».

· BRUCE LIPTON · · ·

El cuerpo y la mente son inseparables, funcionan a la par, juntos dan respuesta a las emociones. Una experiencia buena o mala no se queda «encerrada» en la mente, sino que tiene un reflejo en nuestro cuerpo. ¿Cómo pueden nuestros pensamientos y emociones afectar al funcionamiento de nuestras células y hacernos, por ejemplo, enfermar?

En Occidente se ha ignorado durante siglos que la mente es el lugar donde realmente comienzan las enfermedades. Sin embargo, esto ha ido cambiando en las últimas décadas al descubrirse la relación bioquímica entre nuestras experiencias psicológicas y los sistemas inmune y neuroendocrino. La psiconeuroinmunología es la rama de la medicina que establece la relación cuerpo-mente y describe los procesos en los que pensamientos y emociones afectan a funciones corporales.

Esta relación se debe a mensajeros bioquímicos que gobiernan la mayoría de las funciones fisiológicas, incluyendo la respuesta de estrés del cuerpo. Cuando nuestra mente decide que un evento es estresante, el pensamiento se transforma en una realidad molecular en forma de elemento bioquímico llamado catecolaminas u hormonas del estrés (epinefrina, norepinefrina y dopamina), que preparan a los principales sistemas del cuerpo para luchar o huir (véase más sobre el eje HPA en la página 165).

Hoy en día, se sabe que el SN no solo comunica cuerpo y cerebro eléctricamente a través de impulsos nerviosos y caminos neuronales, sino que también existe un tipo de hormonas llamadas neuropéptidos que son moléculas mensajeras que se mueven libremente por la sangre para regular las funciones de las células. Al igual que el cerebro, nuestro SN tiene células que reciben, envían y alteran señales de los neuropéptidos, regulando ciertas actividades. Por lo tanto estos tres sistemas: nervioso, inmune y glandular, están comunicándose constantemente. Los mensajeros moleculares fluyen libremente por nuestro cuerpo, y sus receptores celulares también se hallan por todo el cuerpo, lo que hace que haya una comunicación directa entre cada uno de los trillones de células que nos conforman. Por lo tanto, nuestro cuerpo piensa y la información fluye constantemente por cada una de sus células. En consecuencia, cuerpo y mente no son dos extraños, separados y con diferentes funciones y experiencias, están comunicados.

Entender intelectualmente que estamos estresados y que tenemos que salir de ese estado muchas veces no es suficiente. Solo meditar es efec-

Yoga para la calma

tivo, pero cuando tenemos experiencias en la esterilla que nos muestran nuevas vivencias: relajación, espacio, descanso, energía, suavidad…, empezamos a reforzar esa respuesta de nuestro SN. Son lo que se llaman prácticas somáticas, experiencias en el cuerpo que son mucho más efectivas que las que implican solo a la mente.

A veces no podemos controlar cómo nuestro cuerpo experimenta estrés, es una respuesta natural de lucha-huida, no algo que planeamos. Pero lo que sí podemos hacer conscientemente es lo opuesto: cultivar una respuesta de relajación. En Yin Yoga combinamos técnicas de respiración y meditación con asanas en el cuerpo relajado. Es decir, utilizamos la mente a la par que el cuerpo y el puente de la respiración, una mezcla muy poderosa porque el estrés es una desregulación del SN que se encuentra en el cuerpo, no en la mente. Y la respiración está directamente conectada con nuestra fisiología y psicología, es un puente entre ambos.

Cuando la práctica incluye el cuerpo, propicia que nuevas experiencias contradigan lo que está establecido en nuestro sistema por defecto. Empezamos a integrar cambios a través de la experiencia.

Además, afectamos a los patrones neuronales asociados al estrés con contemplaciones y meditaciones, aprendiendo a generar nuevas respuestas. También influimos en los patrones entretejidos en nuestro sistema nervioso, tejidos y células, con las distintas posturas y respiración. Asentamos y sellamos todo con la repetición. El cuerpo y la mente, aunque comunicados, tienen distintas maneras de aprender, lenguaje y ritmos.

La mente quiere las cosas ya, funciona de manera lineal, trabaja con tempos, proyecta a futuro. El cuerpo tiene otro ritmo: cambia de manera imperceptible para el cerebro racional, aprende en su territorio, a través de la experiencia directa, no con abstracciones cerebrales ni desde la mente. La mente es analítica, para ella uno y uno son dos, pero en el cuerpo no hay cuentas, y parecerá que no paramos de sumar antes de llegar a algo.

Bessel A. Van Der Kolk, especialista en el estudio de TEPT y de cómo las terapias somáticas o basadas en el cuerpo ayudan en esta desregulación, estableció dos maneras de regular a nivel emocional.

- *De arriba abajo:* fortaleciendo la corteza prefrontal, llamada vigilante, una zona de la corteza cerebral ubicada encima de los ojos y que se encarga de definir y dar sentido a lo que nos está pasando. Esto se hace con la práctica de yoga y *mindfulness*.

- *De abajo arriba:* recalibrando el SNS a través del movimiento, la respiración, etc.

Y esto es lo que aprendemos en este libro, regular con asana, respiración, movimiento, relajación y meditación, generando una alquimia completamente transformadora, de arriba abajo y de abajo arriba.

Diferencias entre Yin Yoga y otros estilos de yoga

A nivel físico

En los estilos dinámicos de yoga (Yang), se utilizan y fortalecen los músculos, mientras que en Yin el estrés va destinado a los tejidos profundos del cuerpo, entre ellos y muy importantes, las articulaciones, que definen cómo nos movemos, cuál es nuestro rango de movimiento, limitándolo por tensión muchas veces.

Como dice Bernie Clark, si no trabajamos los tejidos profundos o Yin, solo estaremos afectando a la mitad de nuestro cuerpo. Yin Yoga mejora nuestro rango de movimiento y elimina tensión, lo que repercutirá en otras prácticas que hagamos. También en muchos casos ayuda a recuperarnos de lesiones.

A nivel del SN

Tensar los músculos en Yang nos mantiene alerta, activando el SNS, lo que nos llena de motivación y entusiasmo, mientras que en Yin la práctica lenta con los músculos relajados activa la respuesta del SNP, nos sentimos relajados y en calma tras la práctica, mejora nuestra digestión, comenzamos a dormir mejor.

En Yang Yoga la mente está pendiente de miles de estímulos del exterior: lo que dice el profesor, mirar la postura, hacerla, pasar a la siguiente, reírnos ante una broma… Hay pocos momentos para la calma e introspección, como sí ocurre en Yin, donde practicamos con pocos estímulos sensoriales y estamos más tiempo en las posturas, lo que nos permite llevar la atención fácilmente al interior (importante para activar la respuesta del nervio vago) e implementar fácilmente distintas técnicas de respiración o meditación, lo cual a su vez maximiza los efectos de lo que practicamos en la esterilla.

A nivel mental

En Yin Yoga implementamos distintas prácticas meditativas y contemplativas durante los asanas. Esto hace accesible la práctica de meditación a personas nerviosas, a las que siempre les ha costado mantenerse quietas y con la mente concentrada en una sola cosa. La mayoría de las posturas de Yin Yoga se mantienen alrededor de 3-5 minutos en adelante. Esto nos permite hacer minimeditaciones a lo largo de nuestra práctica. Como siempre hay presentes sensaciones cambiantes, estas son un foco muy fácil de meditación, a diferencia de prácticas meditativas en las que la atención se pone en algo estático. Además nos enseña a estar quietos, en dominio de nuestro cuerpo y sus expresiones a distintos niveles. Combinamos el poder de la mente con la sabiduría del cuerpo. Al unirlos, todo lo que practicamos se integra mejor.

A nivel emocional

A la mayoría nos dan miedo nuestras emociones. Las encontramos molestas, incómodas, inadecuadas, agobiantes. Así que las empujamos hacia las grietas de nuestro cuerpo hasta que éste empieza a rechazar la carga. Lo que se puede expresar como ansiedad, depresión, ataques de pánico, mente hiperactiva, corazón cerrado.

Las emociones son nuestras aliadas. Están aquí para enseñarnos importantes lecciones que necesitamos aprender, y si no empezamos a escucharlas, las molestias en nuestro cuerpo y vida continuarán creciendo hasta forzarnos a oírlas.

Con la guía adecuada, durante los asanas aprenderemos a observar las emociones y a lidiar con ellas, a que no nos alteren, que tenemos poder, que hay opción, que podemos cultivar una pausa y no dejarnos

En cuanto notes frío durante la práctica, sobre todo en las extremidades, será una señal de que el SNP se está activando (también ganas de bostezar, más salivación en la boca, u ojos más acuosos... Todo son señales de que tu cuerpo entra en el necesario estado de calma y digestión).

Ram Dass enseña a prestar atención a cada respiración, una por una, sin expectativas, solo esta respiración. Al principio parecen trozos separados como hormiguitas una detrás de otra en un caminito, pero si te alejas, en vez de ver cada una de las hormigas verás una línea constante. Igual en Yin, una meditación en cada postura; pueden parecer prácticas separadas, pero, si observas el total, hacen una corriente constante de meditación, de atención al presente.

arrastrar por ellas... Son aspectos que entiendes perfectamente a nivel intelectual, pero cuesta ponerlos en práctica.

La práctica de Yin proporciona esos minutos en los que comienza a subir el volumen de las emociones, pensamientos y sensaciones. Minutos en los que aparecen las dificultades y resistencias y podemos empezar a vivir y aplicar estos conceptos que quizá eran abstractos o poco prácticos. Empezamos a entender con los tejidos, con nuestro cuerpo (somáticamente). Y ese conocimiento corporal, visceral y profundo es como grabado a fuego.

Pero otro aspecto importante es que estas situaciones incómodas aparecen en la seguridad de nuestra esterilla, en un entorno controlado y relajado. Es cuando empezamos a ver cada una de estas emociones, cómo se manifiestan en nuestro cuerpo en forma de sensaciones, qué las sostiene y empuja, cómo es nuestra reacción o primer impulso ante ellas. Aprendemos a tomar distancia, a no reaccionar como activadas por un resorte, a ver qué otras actitudes son posibles (respirar en la incomodidad, esperar unos segundos, estar presentes mientras desaparece la tormenta de sensaciones, incluso sonreír, restar importancia, soltar...), lo que nos permite reconocer patrones repetitivos, empezar a entender ciertos mecanismos de defensa de la mente. Podemos analizarnos y comprendernos un poco mejor. Es ese laboratorio en la esterilla en el que nos ponemos bajo la lupa de nuestra atención que no juzga y observamos cómo los distintos dioses y demonios (tendencias positivas y negativas) van a la batalla. Y ahí podemos cambiar el curso de los acontecimientos, animando y fortaleciendo las respuestas que queremos fomentar.

Estos momentos en los que aparecen dificultades revelan mucho sobre nosotros mismos. Cómo reaccionamos en la esterilla cuando una postura es intensa o estamos incómodas es un reflejo de cómo lo hacemos lejos de ella cuando un acontecimiento o persona altera nuestros planes. ¿Huyes, te llenas de ira, te quedas congelada aguantando...?

Recuerda, en Yin Yoga no suda el cuerpo sino el cerebro. Es en esos minutos a solas cara a cara con todo lo que se aparece desde dentro y cómo lidiamos con ello y cultivamos nuestra mirada. No es fácil. Me llama la atención que se defina Yin Yoga como un estilo relajante. Depende de para quién. El efecto final puede ser de relax, pero muchas batallas y desafíos se han vivido bajo la superficie en calma de nuestra piel. Yin Yoga es de hecho una práctica dura y desafiante. Vestida de suavidad,

Yoga para la calma

de falta de expectativas, de lentitud, es el guante de seda que cubre una garra de hierro: nuestros miedos, dudas, ansiedades, dificultades… Nos pone suavemente frente a todo esto. Y no te queda otra que enfrentarte a ello. No, Yin Yoga no es una práctica fácil.

Si tu práctica de yoga es muy dinámica e intensa analiza por qué necesitas esa actividad, qué te aporta, cuáles son tus sensaciones después. A menudo buscamos estilos dinámicos de yoga para perpetuar el estado de nuestra mente. Si cada día lo vivimos a toda velocidad, con prisas, agresividad, enfocados en nuestros logros, con la atención saltando de un tema a otro, nos va a costar frenar de repente en seco, ponernos en una postura de Yin y detener la mente. Lo que vas a buscar es una actividad física que siga a toda velocidad impulsada por la inercia de la mente. No quieres pararte y mirar tu interior porque lo que encuentres no te va a gustar: estrés, ansiedad, la dificultad de salir de ese ciclo.

Aunque lo odies al principio, eres el que más necesita esta práctica. Los primeros días serán difíciles, ve poco a poco, acostumbra tu cuerpo, tu sistema nervioso con paciencia y perseverancia.

No quiere decir que no practiques otros estilos dinámicos, ¡combínalos! Lo que tu mente necesita no es que la sigan empujando cuesta abajo a más velocidad, no necesita seguir corriendo para no pensar ni mirar en ese abismo cada vez más grande en tu interior. Necesita lo opuesto a lo que hace todo el día. Necesita una parada, un descanso y escucharse. Necesita digerir lo que le ha pasado en las horas (¡días!) previos. Pero ¿cómo parar? Veremos preprácticas para que Yin sea más suave y no un contraste que te deje sudoroso, tembloroso y más agitado.

La práctica de Yin transformará cualquier otra que hagas. Empezarás a estar más presente, a percibir con más claridad tus sensaciones, mejorará tu rango de movimiento, conectarás antes con un estado de calma, adquirirás perspectiva incluso en medio de los movimientos dinámicos de otros estilos de yoga. Una vez que hagas Yin, todo quedará impregnado por lo vivido en esas sesiones.

La práctica Yang tiene muchos beneficios, no es sustitutiva de Yin, ambas son complementarias. Necesitamos fuerza, dinamismo, entusiasmo al igual que calma, introspección y reflexión. Por eso es Yang-Yin; lo ideal es que haya un equilibrio, pero que los dos estén presentes.

Por supuesto, se pueden practicar estilos Yang con lentitud e introspección, y se influye en todo el cuerpo tanto en Yang como Yin; por ejemplo, se afecta a la fascia también en Yang. El cuerpo es un todo; cuando analizamos por partes, se pierde esta visión general. Pero esta clasificación permite que pongamos el foco, distingamos y entendamos los efectos y el porqué de lo que estamos practicando. Son las diferencias, aunque sin duda, como toda norma, tenga excepciones.

¿Por qué yoga?

Yin Yoga: una cuestión de actitud

«Cuanto más vivo, más me doy cuenta del impacto de la actitud en la vida. La actitud, para mí, es más importante que los hechos. Es más importante que el pasado, que la educación, que el dinero, que las circunstancias, que los fallos, que los éxitos, que lo que otras personas piensan o hacen. (...) Lo extraordinario es que tenemos la opción de elegir con qué actitud abrazaremos cada día. No podemos cambiar el pasado ni el hecho de que las personas actúen de cierta manera. No podemos cambiar lo inevitable. (...) Estoy convencido de que la vida es en un 10 % lo que me ocurre y en un 90 % cómo reacciono ante ello. Y lo mismo pasa contigo, estamos al mando de nuestras actitudes».

..........................**CHARLES SWINDOLL** ...

Yin Yoga es un estilo lento, tranquilo, que invita a la reflexión. Es lo contrario al yoga activo, pero no es pasivo, sino receptivo.

Las posturas son muy parecidas a las de otros estilos de yoga, lo que lo hace distinto es cómo se practica.

Damos la bienvenida a todas las sensaciones, a todo lo que puede molestarnos, a todo lo que hay en el presente, a los límites y tensiones de nuestro cuerpo, a nuestro estado emocional, a nuestra mente distraída... todo es digno de ser observado, todo tiene algo que decirnos y está deseando ser escuchado. En Yin Yoga te vuelves gentilmente hacia ello y lidias con esos «asuntos pendientes», empiezas a digerir toda la información, dificultades, frustración, desilusión que hayas experimentado últimamente. Empezamos a gestionar y transformar lo que ha quedado estancado. En ayurveda se dice que lo que ingieres y no transformas haciéndolo parte de ti, pero tampoco eliminas, se queda estancado generando *ama*: toxinas. Y esto no se limita a lo físico, también se da en lo emocional y mental. Yin Yoga es el momento de digerir y desintoxicar a todos los niveles.

Simplemente, permítelo.

- *Yin Yoga trata de rendirse.* Rendimos el peso del cuerpo a la gravedad, dejamos de resistirla y permitimos que nos ayude a profundizar en las posturas. Pero también te rindes mentalmente, y no es algo relacionado con la cobardía sino con permitir. No luchas, observas.

- *Yin Yoga no persigue, no busca objetivos.* Te diriges hacia la esterilla sin expectativas, con la idea de hacerlo lo mejor posible. Y esto es estando presentes, refinando nuestra atención, no tiene nada que ver con el esfuerzo o una postura bonita. Lo que nos traiga la práctica es bienvenido. Y si no percibimos nada: bienvenido. Y no pienses que has perdido el tiempo o que no lo estás haciendo bien. Siempre que practicas, plantas una semilla de yoga. No pretendas que florezca el día en que la riegas por primera vez. Dale tiempo. Que hayas sacado tiempo para estar en la esterilla es importante.

- *Yin Yoga no agarra.* No nos aferramos a ideas preconcebidas, a la imagen de un asana, no agarramos la atención rígida en nuestro foco de atención, no agarramos a nivel muscular. En Yin Yoga flotas, te posas, sostienes, mantienes; no fuerzas, no empujas, no persigues.

- *Yin Yoga acepta tu punto de partida, tu cuerpo, tus limitaciones,* tu rango de movimiento, tu mente distraída y agitada, tus pensamientos inquietantes… Todo forma parte de la práctica, todo tiene su lugar. Pero no nos identificamos, vemos que no somos nada de eso, no nos define. Todo es temporal y cambiante.

- *Yin Yoga es soltar:* las distracciones, las autocríticas, las ideas preconcebidas, las comparaciones, la tensión, el puño de hierro que nos asfixia con esa imagen ideal que llega del exterior y creemos nuestra.

  Y estas cualidades y esta suavidad empiezan a filtrarse en nuestras palabras, acciones y pensamientos, como unas gafas que te pones durante la práctica y que te hacen ver el mundo con un filtro diferente al levantarte de la esterilla.

- *Yin Yoga nos enfrenta al tiempo, al espacio y al silencio,* casi tres desconocidos que muestran una parte de ti también desconocida.

- *Yin Yoga es la puerta de entrada a nuestro mundo interior.* Empieza a iluminar una senda que estaba quizá desdibujándose. Es un camino de vuelta que nos permite volver a habitar cómodamente nuestra piel, descubrir quiénes somos, qué nos mueve.

Es una práctica que te devuelve la soberanía de tu cuerpo, tu mente y tu presente.

Yo no me enfado ni grito: practico yoga. Esta frase es una tontería, como habréis imaginado. No dejas de ser humano, ni de tener preocupaciones, ni de irritarte porque ahora practiques yoga. Con el tiempo quizá ciertas cosas se suavizan, tienes más perspectiva, sales antes del estado de irritación... pero no esperes transformaciones milagrosas. El yoga nos ayuda a entender por qué nos irritamos, por qué hemos gritado... es parte del proceso. Pero requiere de honestidad y observación. Hacer diez posturas al día no va a proporcionarte nada de esto si no hay este trabajo interior. Y con el tiempo, quizá sí, gritarás un poco menos.

No te etiquetes, la práctica trata justo de lo contrario. Un profesor decía que no hace falta que vayas disfrazado de yogui porque practiques yoga. No tienes que ir dando lecciones de calma, hablando despacio en tono suave, sonriendo beatífico como si estuvieras por encima del bien y del mal, con un *mala* al cuello y vestido de color azafrán. No tienes que disfrazarte, no tienes que dejar de ser tú. Yoga es un camino de aprendizaje personal. Hay veces en que, para intentar acelerar ese estado o para autoconvencernos de lo que estamos haciendo o incluso intentar que sea más efectivo, empezamos a incorporar aspectos externos (adornos, ropa, gestos, frases, actitudes...). Muchas veces sentimos la necesidad de gritar a qué tribu pertenecemos, como para sellar y confirmar que esto es definitivo. Reconoce esa tendencia, estúdiate (de nuevo, *svadhyaya*) y haz lo que quieras, pero no vas a avanzar más rápidamente hacia el objetivo que te trajo al yoga porque «vayas de». El camino es interior, todo lo externo solo despista, no acelera nada. ¿Y es sincero? Como dice Jodorowski, definir es limitar; no te limites ni empequeñezcas ajustándote en una idea o etiqueta, deja espacio para más.

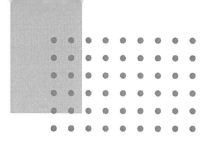

Capítulo 3

Antes de empezar
a practicar...

«Llegará un momento en tu vida cuando se te pedirá que abandones todo lo que es seguro y que creías que era verdad, y comiences un viaje hacia el bosque de tus sueños. Desilusionarás a algunos e inspirarás a otros, y viajarás con la tranquila voz de tu intuición y con la sabiduría de tus visiones iluminadas. Y cuando lo hagas, espero que sepas que esa es la manera destinada a ser, que el salto cuántico que estás experimentando ha sido escrito en las estrellas por ti mucho antes de que hubieras encontrado tu camino a este lugar que llamamos Tierra».

.... AUTOR DESCONOCIDO ...

Y... aquí empieza la práctica de yoga

Esas son las primeras palabras de uno de los libros seminales del yoga, *Yoga sutra*, de Patanjali. Y es que eso es lo importante: empezar. Da igual si eres o no flexible, si tienes poco tiempo. Olvida estereotipos y excusas, reserva un rato al día y comienza tu viaje de conocimiento personal.

Si no eres flexible o tienes molestias, ese estado no mejorará evitando moverte. Las prácticas calmantes y lentas de este libro son un gran comienzo para empezar a «desenredar» tejidos y emociones.

El tiempo no es una excusa, con quince minutos puede ser suficiente; en algunas técnicas, incluso con menos. Pero esta práctica es tan agradable que seguro que irás sacando tiempo para más.

Respecto al espacio, aunque sea limitado, con poder tenderte en una zona en la que quepa la esterilla es suficiente; apartar algún mueble y listo. Busca un sitio silencioso, ventilado, donde puedas tener un ratito de intimidad (empiezas una relación contigo misma, en la que conocerte, nutrirte y dedicarte tiempo) sin que nadie te moleste. Quizá podemos avisar a nuestra familia de que es el momento de nuestra práctica y que respeten sin interrupciones.

No es importante no tener experiencia previa. Las posturas tienen miles de posibilidades para adaptarlas, modificarlas, y ajustarlas según tus necesidades. Cada persona tiene un cuerpo diferente, pero además emocionalmente hay días (temporadas) en que necesitaremos adaptar nuestra práctica en función de nuestras sensaciones y estado de ánimo. Explora con las diferentes posturas, no detengas el proceso hacia tu bienestar, tu camino de yoga, por no tener experiencia o por pensar que necesitas a un profesor que te guíe. De momento comienza, y como dice el refrán: el profesor aparecerá cuando el alumno esté preparado.

¿Me voy a lesionar?

«El cuerpo dice la verdad sin importar si hablamos su idioma o no... Con frecuencia mi práctica se centra en intentar encontrar mi cuerpo donde está, en vez de hacer constantemente que me encuentre donde estoy».

. . . . **LAMA ROD OWENS** . . .

Hay una duda que oigo a menudo: «No sé distinguir cuándo me estoy lesionando». Al principio me sorprendía y creía que era algo aislado, pero en todas las formaciones hay al menos un par de alumnos en esta tesitura. Y este es un tema difícil porque la experiencia del dolor es muy subjetiva y varía entre las personas, pero sobre todo me hace ver que podemos estar tan desconectados de nuestro cuerpo que no

Yoga para la calma

sabemos cuándo nos manda una señal de alarma. Hemos aprendido a ignorarlo.

La buena noticia es que las prácticas de este libro te van a poner en contacto con tu cuerpo, sus necesidades, sus peculiaridades, su amalgama de sensaciones. Empezarás a recuperar esa comunicación quizá perdida, verás cómo se va despertando tu sensibilidad, intercepción (qué siento en el interior de mi cuerpo) y propiocepción (cómo me muevo en el espacio).

La señal de nuestro cuerpo de que algo va mal es el dolor. No nos va a mandar una paloma mensajera ni una señal de humo: sino una sensación desagradable para que no insistas en esa acción, movimiento, etc.

Vuelvo a remarcar que el dolor es una señal de alarma, no de provocación ni de desafío. Y hago hincapié porque en el ámbito del yoga hay voces (por suerte, cada vez menos) que hablan de «superar el dolor» como si más más allá hubiera aprendizajes y aperturas físicas y energéticas. Suena bonito y trascendental, pero lamentablemente no es cierto. Más allá del dolor solo hay lesiones (que pueden considerarse un aprendizaje si somos optimistas, pero hay maneras más efectivas y agradables de aprender).

Lo que es un dolor puntual hoy, si seguimos ignorándolo, puede ser una lesión en el futuro. Adapta tu práctica, escucha tu cuerpo, si hay dolor cambia o sal de la postura, SIEMPRE, en Yin Yoga y en cualquier otro estilo o cosa que hagas.

Muchas personas creen fervientemente en el «*no pain no gain*». Pero no es cierto que tu práctica tenga que ser muy intensa incluso dolorosa para que sea efectiva. De hecho, al avanzar nos moveremos hacia técnicas cada vez más sutiles: menos movimiento, más introspección. Cuanto más te mueves, más prana o energía se dispersa y desperdicia.

En los alumnos principiantes siempre se ve esta constante: la búsqueda de sensaciones fuertes, quizá porque la percepción y sensibilidad físicas están tan adormecidas que lo más sutil pasa desapercibido. Pero poco a poco se va desarrollando esa capacidad de percepción, observando, parando y preguntándonos. No dejes que tu práctica de yoga sea otra actividad a la que poner un tic de «hecho» al final del día. Utilízala para

No siempre es el dolor la señal de retirada: cuando notes una sensación punzante, ardiente, pesada y sorda o tipo calambre/hormigueo, es el momento de salir de la postura despacio y observar, dejando que el cuerpo se recupere. Normalmente estas señales no las identificamos como peligrosas, pero pueden enmascarar una futura lesión.

Bucle de dopamina:
la dopamina es un componente químico que transmite señales entre células cerebrales. Nos incita a desear, ansiar, anhelar. No sabemos cuándo vamos a recibir un *like* en las redes sociales o si nos van a llamar por teléfono, y lo comprobamos una y otra vez en busca de gratificación. Pero la dopamina no proporciona sensación de satisfacción ni teniendo lo que queríamos. Preferimos seguir buscando y deseando algo nuevo a sentirnos contentos. Y seguimos buscando más. Y más. Compras el libro que anhelabas y, en el momento en que pasas la tarjeta de crédito, ya estás deseando algo nuevo. Creo que es algo que pasa en yoga también, siempre queremos más: sudar más, clases más creativas, más raras, más movimiento, posturas más desafiantes… Estamos en un loop, el *dopamine loop*. Pero, como todo *loop,* puedes salir de él frenando, bajándote en marcha y reeducándote, reconociendo este *loop* y diciendo *stop.*

estar presente y refinar tu atención. Desenmascara el bucle o *loop* de **dopamina.**

Hay que aprender a distinguir entre sensaciones suaves, intensas y lesivas. Para ello tenemos que ir despacio y observarnos, durante y después de la práctica (¿recordáis que el yoga es cultivar la atención? Veréis que esta atención es útil en muchos aspectos). Si hay alguna molestia que puedas relacionar con la práctica, intenta recordar qué postura pudo ocasionarla y ajusta, suaviza o mantente menos tiempo la próxima vez que practiques, hasta ir adaptándote a lo que mejor le sienta a tu cuerpo.

La práctica de yoga no es igual para todos; ve calibrando y adaptándote según tus sensaciones.

Las posturas físicas de este libro son muy suaves por la aproximación a la práctica. Nunca buscamos sensaciones intensas. Nunca vamos a nuestro mayor rango de movimiento. Mientras te mantengas en esos márgenes y estés atento a las señales de tu cuerpo, no solo incidirás en los tejidos que buscamos estimular, sino que será una práctica segura. Y más allá de los tejidos, influirás en tu energía y el estado de tu mente, lo que va a tener un efecto en tus emociones, tu estado de ánimo y tu actitud o comportamiento.

Si tienes alguna lesión o enfermedad, siempre pregunta a tu médico y explícale qué tipo de movimientos y práctica tienes pensado hacer, ve con cuidado. Mejor explorar unos días poco a poco que empezar con intensidad y dañarte.

Atención a la sensación de dolor. *Activa la respuesta de supervivencia/protección del SN al llevarnos a la hiperalerta y competición o a un estado de disociación en el que ya no somos conscientes de lo que está pasando y nos vemos como un objeto, desde fuera. En ambos estados no podemos cumplir las funciones de escucha y contemplación serena de las opciones, ni mantenernos con nuestras sensaciones reforzando vías del SNA que nos alejan del estado vagal ventral que queremos tener presente en nuestras vidas.*

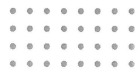

Prácticas sutiles. La importancia de las sensaciones

«El verdadero viaje de descubrimiento consiste no en ver nuevos paisajes, sino en tener nuevos ojos».

.... MARCEL PROUST ...

Repasemos dos cosas que ya hemos visto:

1 La energía o prana se percibe a través de las sensaciones físicas. Nuestro cuerpo energético también se llama «cuerpo sutil».

2 Nuestro cuerpo y mente se comunican, no están separados ni son dos entidades distintas. Están relacionados, y mucho. Lo que ocurre en la mente afecta al cuerpo, y lo que ocurre en el cuerpo afecta a la mente.

Piensa, por ejemplo, cómo afecta a la mente un dolor de cabeza o la sensación de náuseas. Cómo percibes el mundo, cómo cambian tus actitudes, tus prioridades, tu comportamiento. Recuerda una situación estresante o de miedo o tristeza y cómo el cuerpo se encoge y tensa en distintas zonas. Esto ocurre constantemente, aunque no nos demos cuenta. Pero además hay sensaciones que no llegan tan claramente al cerebro y que también afectan a nuestro comportamiento.

Esta relación, base de sistemas médicos y espirituales en Oriente, ha sido completamente ignorada y negada en Occidente durante siglos. Pero hace unos años que está dejando de ser así, cada vez más estudios demuestran que no podemos ignorar esta relación: la teoría polivagal, los neurotransmisores, el sistema entérico, la neurobiología, la psicopatología del desarrollo, la ya comentada psiconeuroinmunobiología, la neuroplasticidad… por nombrar unos cuantos descubrimientos y disciplinas recientes que demuestran que la comunicación existe y afecta a cómo percibimos y actuamos en el mundo.

Nuestro estilo de vida está lleno de estímulos, busca mantenernos ocupados cada minuto del día, con prisas, plazos que cumplir, entregas, consumismo, y persigue el éxito, estar siempre disponibles, no perdernos nada, constantemente conectados a las redes sociales, en ciudades con pocos espacios al aire libre y lejos de la naturaleza, en las que es difícil incluso ver el cielo entre los grandes edificios. Un estilo de vida que ignora las señales del cuerpo como algo secundario con respecto a las necesidades de la mente: brillante, que persigue éxitos, y tan valorada. Cuando el cuerpo claramente pide una tregua, si tenemos otros planes, vamos a ignorar su llamada de auxilio. Y si perpetuamos esta dictadura... el cuerpo se hará escuchar y hará las cosas a la tremenda: enfermando, muchas veces la única manera de parar.

En las clases de yoga también se ve constantemente que, cuando un alumno comienza a practicar, lo que busca es SENTIR. Cuando llevas mucho tiempo sin moverte y estás desconectado de tus sensaciones, de tu cuerpo, habitando todo el tiempo en el mundo de las ideas, de la mente, vas a necesitar prácticas más intensas que te hagan perder el aliento, te llenen de agujetas y puedas así notar que está pasando algo. Digamos que nuestro nivel de percepción es burdo, basto.

La sensibilidad se puede recuperar, pero para ello debemos practicar prestando atención (sí, de nuevo). Utiliza la tabla de la página 67 para observar cómo te sientes antes de practicar y después. Observa qué sensaciones aparecen durante la práctica, describe cómo son.

Hagamos un ejercicio. Cierra los ojos y observa qué sensaciones tienes en este momento en tu cuerpo. Quizá de manera general no sientes nada en concreto. Lleva la atención a una zona específica durante un par de minutos: la cara, la coronilla, las plantas de los pies (zonas donde se perciben fácilmente sensaciones) y empieza a definir qué sientes.

Recuerdo una gran observación de Bernie Clark, que decía que en clase muchas veces preguntas a un alumno qué siente y este te responde: «Bien». Y tienes que volver a recalcar que no es cómo se siente, sino qué siente y dónde. Y ahí es donde empieza la práctica de yoga, no al hacer las posturas que muestra el profesor, sino cuando interviene nuestra atención. Cuando te das cuenta de que no consiste en recibir órdenes sobre qué hacer, sino en prestar atención a tus sensaciones y rectificar en consonancia; cuando comprendes que el profesor está para dar guías sobre la práctica, que tú adaptas a tu cuerpo, empiezas a hacer yoga; hasta entonces quizá intentaste seguir una coreografía.

Yoga para la calma

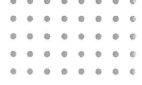

Muchas veces no tenemos el vocabulario para definir nuestras sensaciones, porque rara vez les hemos prestado atención y mucho menos les hemos puesto nombre. Algunas palabras que te pueden ayudar: calor, hormigueo, presencia, densidad, burbujeo, luminosidad, peso, ligereza, espacio… Y todas las que te vengan son correctas, el mundo de las sensaciones no tiene fronteras lingüísticas.

> «La Iglesia dice: "El cuerpo es un pecado".
> La ciencia dice: "El cuerpo es una máquina".
> La publicidad dice: "El cuerpo es un negocio".
> El cuerpo dice: "Soy una fiesta"».
>
> .... **EDUARDO GALEANO** ...

Es una fiesta de sensaciones, solo hay que prestar atención. Cuanta más atención, más sensibilidad desarrollarás.

Las prácticas más relajantes, como Yin Yoga, suelen ser las preferidas por personas con más sensibilidad física (bailarinas, deportistas, personas que han trabajado habitualmente con su cuerpo), inclinadas a la práctica meditativa, reflexiva, lenta, y por practicantes de yoga lesionados que buscan dar una nueva dimensión a su práctica, entender qué ha pasado, por qué algo que prometía salud solo les ha traído lesiones y estar más enfadados y estresados que antes.

Las sensaciones son además la clave en la práctica de yoga porque nos ponen en contacto con el cuerpo sutil. El cuerpo sutil, también llamado energético, es la anatomía del yogui, que no se expresa en clavículas o isquiotibiales sino en nadis, prana, chakras, Kundalini, marma, etc.

Yoga es energía. Podemos dedicar muchas palabras a todo el aspecto físico del yoga, pero perdemos su esencia si nos alejamos del objetivo, de su lenguaje, de su intención y origen. Y los efectos que buscamos en el yoga: calma, tranquilidad, contento, estabilidad emocional, etc., no estarán a nuestro alcancen si los ignoramos. Tendremos el cuerpo más flexible, sí, ¿pero y la mente? ¿Es flexible? ¿Y estable? Como dice Borja Sainz, puede que te pongas la pierna detrás de la cabeza, pero ¿eres más feliz que antes? ¿O estás incluso más frustrado y enfadado, y encima con un dolor en la cadera?

Yoga y atención: lo que hace única la práctica de yoga no son los movimientos ni la manera de movernos, ni el que esté muy relacionada con la respiración. También en natación o Pilates es importante la respiración. Lo que hace única y efectiva la práctica de yoga, ya lo hemos dicho antes, es nuestra atención.

Aumentar nuestra atención corporal estimula el tono vagal: desarrollar intercepción y propiocepción, consciencia corporal, qué siento en mi cuerpo, cómo me muevo, olvidándonos de la idea de perfección, de la postura buena o mala, que activan la respuesta del estrés. Está bien cuando sientes sensaciones en las distintas *target areas;* olvídate de cómo se te ve y fúndete con las sensaciones.

Aquí no analizaremos la anatomía sutil del yoga, pues es un tema extenso que se escapa del objetivo de este libro. Pero sí es importante entender que las sensaciones nos ponen en contacto con el cuerpo sutil o energético, y que para estar en contacto con este cuerpo debemos desarrollar nuestra atención y sensibilidad.

«No pain no gain» y unos apuntes sobre yoga funcional

> «Este cuerpo que tenemos, este mismo cuerpo que está sentado aquí en este momento en esta habitación, este cuerpo que quizá duele, y esta mente que tenemos en este momento, son precisamente lo que necesitamos para ser plenamente humanos, plenamente despiertos, plenamente vivos.
>
> Más allá, las emociones que tenemos en este momento, la negatividad y la posibilidad, son lo que en realidad necesitamos...».
>
> · JACK KORNFIELD · · ·

La idea de *«no pain no gain»* («sin dolor no hay resultado») es contraria a la práctica del yoga por muchos motivos. El primero, porque la práctica del yoga está orientada a cultivar, generar, dirigir prana o energía y nuestra práctica de asana no debería dejarnos exhaustos. Podemos verlo así: no tiene sentido comer sano, hacer tus prácticas de respiración, relajación, etc., y luego desperdiciar toda la energía generada con una hora de práctica intensa en la que terminas deshidratado e intentando compensar la eliminación de minerales con medio litro de agua de coco y dos spirulinas.

Por otro lado, el dolor es la señal del cuerpo de que algo no va bien. En las páginas 103-104 se trata más sobre el tema del dolor. Al mover el cuerpo, y esta es la base del ejercicio, este se «desgasta» o debilita, pero si le permites descansar y recuperarse, se fortalece. Sin embargo, hay que distinguir la sensación de estar estresando/estimulando un tejido de una sensación lesiva, del agotamiento, del embotamiento sensorial. Y a

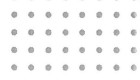

nivel mental, analizar la necesidad de un gran impacto o de sensaciones intensas para reconocer que estás haciendo algo útil.

Otra idea muy presente es que si no hay dolor no estás ejercitando lo suficiente, estás perdiendo el tiempo. Es algo que está demostrado: no lleves al cuerpo al límite, no hay salud ahí, no hay bienestar, no hay estabilidad.

Somos una cultura de atracón, adictos al usar y tirar, de hacerlo todo de una hasta hartarnos y pasar a otra cosa, de ver resultados ya porque estoy haciendo el esfuerzo ahora que lo he decidido. Por tanto, tengo que obtener algo a cambio. Pero no todo funciona así. El cuerpo tiene un ritmo, el de la naturaleza, y nos lo recuerda constantemente. Da igual cuál sea tu intención u objetivo, lo que haya en la mente, que siempre quiere las cosas como el jefe más exigente. Cuando entras en el terreno del cuerpo, son sus reglas, y o te adaptas a su ritmo, o pagas las consecuencias (ya sea con frustración o con lesiones).

Un detalle más respecto al tema del dolor. Cada cuerpo es distinto: en este libro vas a explorar el tuyo, no el mío, no el de tu hermana (¿tenéis el mismo malestar digestivo? ¿Tensión en las mismas zonas? ¿Dormís en la misma postura? ¿Vuestro pelo es igual? ¿Por qué piensas que vuestros huesos, articulaciones y tejidos sí lo son? ¿Por qué piensas que vas a poder hacer las mismas posturas, exactamente igual como dos calcos?).

No tenéis los mismos huesos (de hecho, hay muchas personas que tienen una vértebra de más o de menos o un hueso extra, como la fabela en la rodilla, por poner un ejemplo) ni la misma estructura. Piensa en vuestros ojos, tenéis el mismo número, dos, pero no son del mismo color, forma, sensibilidad a la luz, y quizá tú tienes miopía y ella no.

De manera que vuestra práctica de asana también será distinta. En alguna tendrás más facilidad, para otras necesitarás apoyos o modificaciones. Escucha tu cuerpo, toma las imágenes del libro como guía pero no como única verdad. Tu verdad es la que te revele tu cuerpo a través de las sensaciones. Esa es tu postura, y desde ahí irás transformando, creciendo y aprendiendo.

Que no podamos ver el interior del cuerpo, esas diferencias esqueléticas, musculares, fasciales, de tamaño y consistencia de los ligamentos y tendones, espacio en la cápsula articular… no quiere decir que no existan. Piensa en tu mordida, cómo se ajusta el cierre de mandíbula y contacto entre los dientes. ¿Por qué pensamos que la cabeza del fémur y el acetábulo de todo ser humano deben coincidir en forma, consistencia, orientación y que tenemos que hacer la postura igual que el cuerpo de otra persona?

Tú vas a hacer yoga con tu cuerpo, como no puede ser de otra manera. Así que obsérvalo, respétalo, empieza a descubrirlo y adapta tu práctica. ¿Cómo saber que no puedes profundizar en cierta postura? El dolor. Haz caso a tu cuerpo y no explores más allá.

Este consejo no solo es para las prácticas de este libro, sino para todo yoga que hagas y más allá, cualquier disciplina física o actividad diaria. Y llévatelo más allá de lo físico: al terreno emocional; define dónde están tus límites y mantén tu actividad, relaciones, labores en estos parámetros.

La práctica de Yin te lleva a descubrir tus límites físicos, pero también los emocionales. Estos aprendizajes son de un valor incalculable, y extrapolables a cualquier área de nuestra vida.

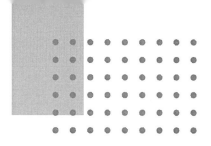

Capítulo 4

Elementos de la práctica

«Cuando emprendas tu viaje a Ítaca
pide que el camino sea largo,
lleno de aventuras, lleno de experiencias…».

. . . . **KONSTANTINO KAVAFIS** . . .

Toda práctica de yoga tiene una preparación, la práctica en sí y una post-práctica. Y entre medias, ciertos elementos que veremos en detalle. No te agobies si al principio son muchas instrucciones. Comienza aplicando las básicas y poco a poco irás interiorizando la manera de practicar y añadiendo elementos nuevos.

Te irás familiarizando con tu cuerpo, tu rango de movimiento, tus patrones de tensión, los espacios, el silencio, el tiempo… Es un proceso que puede llevar tiempo; no hay prisa, el viaje es el destino.

Distingue la postura del asana. La postura es la imagen que puedes ver en este libro; es un ejemplo, no un ideal ni la única manera de hacerla. Es un cuerpo con sus patrones de tensión y características únicas en una posición determinada. Cada persona necesitará distintos cambios, y para eso hay muchas opciones. Sigue explorando en tu cuerpo, el objetivo en Yin son las sensaciones suaves, eso va a definir cómo será tu postura.

Asana son las posturas de yoga. Viene de la raíz en sánscrito *asa-*, que significa 'sentarse'. Lo que se «sienta» es la mente en el cuerpo. No es imitar una imagen. Al principio entras en la postura, pero el objetivo no es ese, sino dejar que la mente tome asiento en ella; respiras, sintetizas energía, dejas tiempo para el efecto en los órganos y tejidos, para la purificación emocional. Solo entonces es un asana, cuando está presente nuestra atención; hasta entonces solo es una postura, algo que hacemos o imitamos con el cuerpo.

Antes de practicar, prepara todo el material. TODO: nuestro cuerpo cambia constantemente, nuestro estado emocional también. Hay días en que queremos un extra de apoyo en cierta zona, o hay molestias nuevas... Mejor tener el material a mano que echarlo de menos o tener que interrumpir la postura y la calma que estamos cultivando para coger una manta.

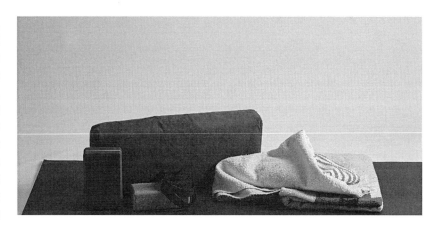

Qué necesito

Una esterilla, mantas o toallas grandes de baño, dos bloques, un *bolster* (que puedes hacer con cojines o enrollando toallas grandes o mantas de sofá), algo para cubrir los ojos, distintas prendas de soporte para diferentes zonas del cuerpo.

Explora y, de nuevo, no hagas tu práctica mecánica. Quizá hoy no necesitas unos bloques, no los cojas inducida por un hábito. Pero al mismo tiempo no pienses que utilizar *props* es de principiantes. Saber cómo y para qué usarlos y decidir si los necesitas es entender la práctica y tu cuerpo, es señal de experiencia.

Los *props* o material de yoga sirven para apoyarnos, suavizar o aumentar la intensidad de las posturas, pero además proporcionan peso, estabilidad, ancla. Nos ayudan a calmarnos, a rendirnos. Cuanto más sostenido está el cuerpo, cuantos más puntos de apoyo, menos espacio entre el cuerpo y el suelo, más relajación. Hay días en que buscarás una práctica más sostenida y calmante, y otros en que te apetecerá explorar las sensaciones. Tú eliges.

Yoga para la calma

Yin y restaurativo no son lo mismo, y en las sensaciones reside la gran diferencia entre ambos. En Yin Yoga buscamos tener sensaciones todo el tiempo, aunque sean suaves, mientras que en restaurativo pueden ser una consecuencia de la postura pero no son indispensables ni el objetivo.

Frecuencia

El poder de cualquier práctica se revela cuando somos constantes. Por eso os animo a reservar un tiempo diario para vuestra práctica personal, que en yoga llamamos *sadhana*. Puedes practicar las secuencias, una sola postura, combinar respiración, relajaciones guiadas… Encontrarás ejemplos de programas para crear una práctica equilibrada y eficaz.

Quizá no todos los días puedas dedicar una hora, puede que dispongas de unos minutos. Pero que sean a diario. Mejor poco tiempo todos los días que mucho tiempo solo de manera puntual.

La idea no es practicar hasta dominar una postura y luego continuar con otra cosa. Las prácticas de este libro están diseñadas para repetirlas y poder cambiar así ciertos patrones (físicos, mentales, emocionales) de nuestro cuerpo.

Ya hemos comentado que cuando repetimos una práctica o técnica, el cerebro genera nuevas redes neuronales. Podemos dar forma a otros patrones que cambiarán la manera en la que vemos el mundo y mejorarán nuestra salud. Si no comienzas estos nuevos caminos, los ya existentes se irán reforzando. Nuestra práctica es como llamar al electricista: tenemos la capacidad de recablearnos hacia patrones saludables.

Practica con constancia un mínimo de doce semanas para establecer las nuevas conexiones neuronales, los nuevos caminos cerebrales. Para entonces puedes evaluar cómo te está sentando la práctica, y si la valoración es positiva, continúa.

Estamos acostumbrados a prácticas de usar y tirar, a tener y buscar algo nuevo, distinto, a perseguir la novedad, en pleno bucle de dopamina. Esto nos aleja de la constancia y los beneficios a largo plazo.

La práctica puede ser la misma, hay beneficios únicos en la repetición. Además, el cuerpo cambia constantemente, mira con ojos nuevos. Quedarte en el aspecto externo (son las mismas posturas) nos aleja de la práctica de yoga (qué ocurre en el interior). Ni tu cuerpo ni tu mente son los mismos que ayer; presta atención, disfruta y descubre qué hay presente hoy. No se medita cada día en algo distinto si queremos resultados, pues sería como cavar cada día en un sitio diferente esperando encontrar agua. Profundiza en las técnicas, dales una oportunidad, y otra, y otra. La repetición es clave.

> *Cultiva una actitud de disfrute y comodidad, de suavidad.*
> *Dirígete a la esterilla con ilusión. No refuerces la resistencia*
> *(«qué aburrimiento», «hoy estoy cansada», «no tengo*
> *tiempo»...); podemos decidir a qué prestamos atención,*
> *qué actitud tomar y qué decisiones llenar de energía.*
> *Recableemos nuevas iniciativas y respuestas.*

Lugar

Un espacio tranquilo, limpio y ordenado es clave para despertar la respuesta de relajación del cuerpo: un lugar donde te apetezca pasar un rato buceando en tu interior.

Lo ideal es un entorno con poca luz, mínimos estímulos visuales, apagar el móvil (no solo en silencio, pues notarás si se enciende la luz y el mínimo reflejo hará que te pongas alerta y te distraigas). Respecto a los olores, como la intención es recoger tu atención y dar un descanso a los hiperestimulados órganos sensoriales, descarta velas aromáticas, perfumes, inciensos o aceites esenciales.

La música es emoción. Si buscamos una práctica de exploración personal, queremos simplemente ver lo que sale a la superficie, y la música lo disfraza y nos lleva a lugares lejanos. Pero en personas con mucho estrés o trauma les ayuda a relajarse, a activar su CW.

Experimenta de las dos maneras. Es cierto que nos falta silencio en nuestro día a día. Si estás acostumbrada a tener siempre ruido o música de fondo, es importante desarrollar una práctica de silencio, aprender a estar cómoda con él. En yoga lo llamamos *mauna*, 'silencio' y hay distintos tipos. Una buena manera de empezar a practicarlo es durante el rato que estás en la esterilla, en el que desconectas para escuchar qué ocurre en tu interior.

> **Desconectar:** desconectas cuando apartas la atención de los órganos sensoriales. Algunos de ellos no descansan; por ejemplo, al dormir el olfato sigue funcionando. Y despiertos recibimos estímulos constantemente que de manera inmediata mandan información a brazos, piernas, boca, para hablar, coger, apartar, avanzar, movernos, mirar, etc. Para desconectar realmente tenemos que reducir esos estímulos al mínimo. Para ello es ideal practicar con los ojos cerrados o la mirada baja, poca luz, en silencio, sin aromas, ropa suave que no oprima ni moleste, sin nada que saborear. Una práctica de Pratyahara o quinto paso del Ashtanga Yoga de Patanjali. Además, si estamos focalizados en el exterior (música, instrucciones, etc.), desaparecerá la introspección e intercepción tan importantes a la hora de activar la respuesta parasimpática.

Ropa

Usa tejidos suaves y distintas capas de ropa. Durante la práctica de Yin Yoga se activa el Sistema Nervioso Parasimpático, lo que hace que la sangre abandone las extremidades para dirigirse hacia los órganos en el núcleo del cuerpo. Resultado: sensación de frío, sobre todo en manos y pies.

Es una buena señal, pero no queremos practicar con frío, ya que el cuerpo se tensa a nivel interno para retener calor. Nos pone en modo alerta (¿te has dado cuenta de que no puedes dormir si sientes frío?). Tápate, utiliza distintas capas de ropa para cubrirte, calcetines, una manta sobre la esterilla, etc. (no nos vamos a escurrir, así que sin miedo).

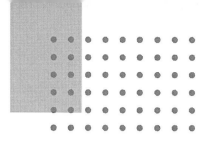

Capítulo 5

En la esterilla. Comienza el viaje

«Un creador que crea: flores de luna, estrellas fugaces, lavanda, mareas del océano, capullos, piedras, color y mariposas; puestas de sol púrpura, bruma en la mañana, diente de león, mangos, montañas, ríos, fuego, valles, miel y tomillo; luz, risa, granos de café, planetas, uvas, palmeras, aromas; ritmos, ópalos, lluvia, RESPIRACIÓN, misterios; luciérnagas, nubes, selvas, pinos; sonido, arcoíris de colores brillantes, jirafas, medusas, rayos, viento, arena, oro, humanos, sueños, baile, corazones, milagros y AMOR; día y noche, noche y día — es un Creador al que deseo seguir con todo mi corazón».

·· TESS GUINERY ···

Dar el primer paso

Lo más difícil es el principio. Tanto de la práctica diaria como de la total. Me explico: los primeros minutos son los más duros: quedarnos quietos, respirar, observar. Nuestra mente lleva horas pendiente del exterior, pero de repente le dices: «basta» y pretendes que se desconecte obediente y vaya al interior. No es tan fácil como presionar un interruptor.

Personalmente he aprendido que cuanto más rechazo me produce una práctica (llenándome de ira, enfado, sarcasmo), suele esconder algo que tengo que aprender. Mi primera respuesta es rechazar y abandonar, pero ya reconozco esa llamada a investigar un poco más a fondo. ¿Por qué si no esa aversión tan repentina, intensa, tan «chillona»? Conozco ese patrón. ¿Cuál es el tuyo? ¿Te enfadas como yo, o abandonas, te criticas, menosprecias, te obsesionas? Descúbrete, sigue pelando la cebolla hasta llegar a tu esencia.

También los primeros días en que practicamos, hasta que nos empezamos a sentir cómodos y disfrutar, son los más difíciles. Tu cuerpo rechaza las novedades y los cambios (¿quién no?). Continúa, esta resistencia es completamente normal.

No dejes de practicar porque el primer día haya sido duro o te hayas sentido muy tensa… ¿Qué esperabas, si apenas has practicado? Es yoga, y van a pasar muchas cosas «mágicas», pero no milagros. Anímate pensando que no eres la única que siente las resistencias, es muy habitual, no es una señal para abandonar sino para todo lo contrario.

No salgas corriendo a la primera. Llénate de paciencia y da múltiples oportunidades. Y de paso observa si este patrón de querer las cosas de inmediato, salir corriendo, buscar cosas nuevas y excitantes, estar llena de expectativas… es algo habitual en tu vida.

Establecer el punto de partida

«Nuestro primer problema es aceptar las circunstancias del presente tal y como son, a nosotros mismos como somos, y a los demás como son. Esto es adoptar una humildad realista, sin la que no puede comenzar ningún avance verdadero. Una y otra vez necesitamos volver a este punto de partida. Es un ejercicio de aceptación que podemos practicar cada día de nuestras vidas (…), será la base sobre la que una mejor salud emocional, y por tanto un progreso espiritual, pueden construirse».

.... BILL WILSON, A. A. DE GRAPEVINE, MARZO DE 1962 ...

Ok, ya lo tienes todo, has hecho tiempo, tienes ropa cómoda, y te posas en la esterilla. Dedica unos minutos a observar *cómo te encuentras*. Es importante antes de cada práctica para ver la evolución y efecto de la técnica que empleemos. Quizá es el primer momento del día en que prestamos atención a nuestro cuerpo, llevamos la mirada hacia el interior y nos preguntamos cómo nos sentimos.

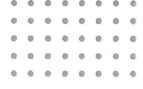

Muchas veces no somos conscientes de que un leve dolor de cabeza nos ha estado acompañando o que estamos nerviosos, o que este recuerdo está presente y vuelve constantemente, hasta que no «volvemos» a nuestro cuerpo y nos ponemos en contacto con nuestras sensaciones y estado de ánimo.

El objetivo es ir desarrollando, de nuevo, nuestra atención.

Haremos el mismo chequeo al final de la práctica para poder percibir cómo nos sientan las distintas técnicas de yoga. También durante la práctica te permitirá registrar el impacto de lo que estás haciendo.

Puedes escribir en una libreta como cuaderno de bitácora de este viaje que comienza. De hecho, poner nuestras experiencias y sensaciones por escrito es muy útil y aconsejable. Solo te llevará unos minutos. Plasmar lo que sientes te obligará a observar detenidamente, y puede que el lápiz corra desbocado por el papel y termines expresando más de lo que habías imaginado en un principio. Escribir lo que sentimos es una manera de procesar. El análisis es más preciso, evitando que se quede en ideas barridas por la mente, inasibles y abstractas. Si lo lees dentro de unos meses tendrás un análisis claro de tu evolución.

Estos chequeos (mentales durante la práctica, escritos al principio o al final), como ya vimos, son una manera de activar la corteza prefrontal, «el vigilante», que nos permite dar sentido a lo que estamos viendo y saber cómo responder.

El chequeo sin juzgarnos es el primer paso para desarrollar *maitri*, que se traduce como 'amistad incondicional', lo primero hacia nosotros mismos antes de poder ofrecerla de manera sincera a los demás. *Maitri* es una de las cuatro cualidades del corazón que define Patanjali en uno de los sutras más bonitos y prácticos, el 1.33.

La práctica de yoga empieza a florecer justo donde estás, no donde estabas hace un año o donde te gustaría estar. Empieza aquí. Empieza ahora. Así que ¿con qué vamos a trabajar?

Llevamos la atención a estos grandes aspectos que conforman nuestro ser: cuerpo, mente, respiración y emociones. A todos les afecta la práctica de yoga.

Estas prácticas suponen comenzar un viaje, que se hace dando un primer paso. Dentro de un tiempo podrás ver la línea que has dibujado, adónde te ha llevado, cuándo cambió, se detuvo, se estancó... Y cómo cambian también tu mirada y percepción. Lo que pareció un obstáculo quizá escondía un gran regalo. Pero necesitamos nuestro cuaderno de bitácora porque la memoria es selectiva y le gusta hacerse guiones inamovibles, que podremos rebatir si tenemos nuestro análisis escrito.

Veamos un análisis algo más detallado y en profundidad al que encontramos en la página 67 (Cuadro 3):

Cuadro 3
1. Analiza qué sensaciones físicas están presentes
Te puede ayudar respirar profundo y ver dónde notas rigidez, tensión, barreras al movimiento de la respiración, peso, ligereza, calor, frío, espacio, comodidad, dolor, sensaciones agradables o desagradables, y dónde.
2. Presta atención a la respiración, como si hiciéramos una fotografía
No alteres nada, déjala natural: quizá estás respirando por la nariz, o por la boca, si el aire desciende más allá de las clavículas, si es una respiración ligera y rápida (señal de agitación y nerviosismo), o tal vez es una respiración más lenta y profunda. Observa que en cuanto pones tu atención en la respiración, esta quiere «portarse bien» y cambia un poquito, de ahí la idea de una fotografía que capte el instante exacto antes de que se altere. Qué orificio nasal está más despejado, esto nos da información sobre qué hemisferio del cerebro está más activo y hacia qué actividades nos sentimos más inclinadas. Observa dónde se mueve la respiración y dónde no (abdomen, suelo pélvico, costillas flotantes, lados del cuerpo, espalda, hombros, pecho clavículas...), si es suave o tosca, fluida o con interrupciones, silenciosa o con ruidos, con o sin esfuerzo, pesada o ligera...
3. Continúa por el estado de tu mente, y comprobarás que siempre refleja las cualidades de la respiración
Si está preocupada, nerviosa, agitada, serena, concentrada, lenta, si hay muchos pensamientos inconexos y rápidos o quizá solo uno muy presente y protagonista, si está relacionada con el futuro (ansiedad) o el pasado (nostalgia). No juzgues, es un momento para tomar nota y observar, no una oportunidad para la crítica.
4. Analiza cómo son tus emociones
Cualquiera que esté presente. No tiene por qué ser muy llamativa, quizá es algo de cansancio, aburrimiento, impaciencia, o tal vez sí es una emoción muy intensa que acapara toda tu atención. Toma nota mental e intenta no juzgar ni criticar, solo estamos haciendo un pequeño chequeo, cómo nos sentimos no está bien ni mal, simplemente es lo que hay, se trata de reconocerlo. Quizá amor, tristeza, ira, miedo, ansiedad, paz... nombra mentalmente todas las que aparezcan.

Yoga para la calma

No te pierdas fantaseando en el futuro con expectativas ilusorias, y no te sabotees hoy pensando que este objetivo de calma es inalcanzable o que puede esperar a que comiences mañana. Estas leyendo esto ahora por ciertos motivos, es el momento de empezar a poner cimientos, de «ir despachando las cosas».

Intención para la práctica

«No se puede mirar demasiado lejos. Porque si miras demasiado lejos pierdes de vista el suelo y corres el riesgo de tropezar. Pero tampoco debes distraerte con los pequeños detalles que están a tus pies. Porque si no miras al frente, acabarás topando con algo. Total, hay que mirar un poco hacia delante, seguir un orden determinado e ir despachando las cosas. Esto es fundamental. En cualquier cosa que hagas».

. . . . HARUKI MURAKAMI . . .

Es importante establecer una intención para la práctica, ya sea estar presentes, gratitud, cultivar nuestra atención, el propósito de respetar nuestro cuerpo y sus limitaciones, de cambiar siempre que lo necesitemos, de volver a cierto foco de atención cuando nos sorprendamos distraídos…

De esta manera, enfocamos nuestra atención sobre cuáles son nuestros objetivos, que pueden ser algo tan sencillo como estar atentos. La idea es que la práctica de yoga no sea algo más que hacemos a lo largo del día, como otro quehacer en el infinito listado diario al que poner un tic. Así le otorgamos importancia y valor, enmarcándolo con nuestra intención.

Cada vez que nos dirigimos a la esterilla lo hacemos con la intención de dedicarnos tiempo, cuidarnos, relajarnos, y transformar nuestro SN. El cuidado personal procede de un estado vagal ventral de conexión y seguridad. No es ser egoísta, pues el egoísmo procede del miedo, de un estado de supervivencia y protección. Cuando nos cuidamos reforzamos el camino al estado de compromiso social, y podemos memorizar lo que vemos y sentimos para que el SNA nos muestre qué desea y cómo se nutre.

Preprácticas

No a todos nos resulta fácil quedarnos en las posturas y llevar la atención al interior. No siempre es el cuerpo el que molesta. Muchas veces son las emociones, que se expresan como sensaciones, reacciones físicas: picores, incomodidad, nervios a flor de piel… como la sensación de tener una «chinita en el zapato».

Además, si hay ansiedad o estrés se vuelve complicado o intolerable interiorizar nuestra atención. Pero es lo único que nos permitirá estar presentes con lo que ocurre. Y es algo que podemos ir entrenando poco a poco.

También hay casos de personas que por su naturaleza son más inquietas. En la medicina tradicional china se dice que tienen deficiencia de Yin (y sus cualidades de calma, introspección, interioridad, profundidad, entre muchas otras). Así que, de nuevo, no somos iguales, ni en los huesos, ni en el carácter ni en el estado emocional.

Por eso, hay preprácticas, que ayudan a que la mente se relaje en el cuerpo, a eliminar parte de la aceleración con la que experimentamos la vida, a disolver la tensión que nos pide seguir en movimiento constante.

PRÁCTICAS

- Nadi Shodana
- Brahmari
- Kapalbhati
- Chakravakasana
- Apanasana
- Movimientos de ojos
- Apana kriyas

(Explicadas al final con imágenes).

Cómo practicar

Al final del libro encontrarás distintas secuencias, que puedes practicar con diferentes objetivos, hilar con diferentes respiraciones, preprácticas,

Yoga para la calma

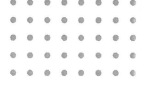

contemplaciones que mantener durante las posturas, meditaciones, relajaciones. Elige los elementos que prefieras y adelante.

Aunque las posturas son importantes, lo más importante es lo que ocurre dentro, lo que no se ve. Puedes estar en una postura de yoga y no estar «haciendo yoga». Como todo depende de tu atención, es imposible decidir desde fuera si estás practicando yoga o no.

Recuerda estar relajada, soltar las expectativas, escuchar tu cuerpo, estar presente con las sensaciones y todos esos detalles que hemos visto que conforman la práctica de yoga, la práctica de Yin. A continuación veremos cómo movernos, cómo practicar y lo que ocurre en la mente durante la práctica.

Entrar en la postura. *On the road*

> «Un barco en el puerto es seguro, pero para eso no se construyen los barcos».
>
> . . . . JOHN A. SHEDD . . .

Lo hacemos poco a poco, observando cada uno de nuestros movimientos, manteniendo el cuerpo lo más relajado posible, y en cuanto notamos que aparece una primera resistencia que haga que nos detengamos de manera natural, o que aparecen las primeras sensaciones, hacemos la primera parada. El límite también puede ser emocional; quizá algún recuerdo o cierta sensación te impiden profundizar. Respeta estos límites tanto como los físicos.

Yin Yoga anima a practicar con los ojos cerrados por varios motivos:

1. No te distraes con nada del exterior (un pliegue del pantalón, los interesantísimos dedos del pie, una pelusa del suelo…).
2. Llevas tu atención con más facilidad a lo que ocurre en tu interior.
3. Los ojos y el acto de ver están relacionados con la activación del Sistema Nervioso Simpático, nos activan. Al cerrarlos, nos relajamos.
4. Para no tener referencias visuales: cuán lejos queda el suelo, o el pie, cómo se me ve, etc. No importan, lo importante son las sensaciones.
5. Te obliga a moverte en función de lo que sientes.
6. Desarrollas propiocepción corporal: cómo se mueve tu cuerpo en el espacio, cómo lo ocupa.

Casi todas las posturas son estando sentados o tumbados, hay poco peligro de perder el equilibrio.

Hay personas a las que les cuesta practicar con los ojos cerrados, sobre todo si sufren TEPT, o en clases con más personas, porque se sienten vulnerables, indefensas o ridículas. Hemos desarrollado un exceso de consciencia personal (¿cómo se me ve, qué piensan de mí, qué parezco?). Da igual. En yoga nos importa todo lo interior. Quizá poco a poco podemos ir soltando ese exceso de autoanálisis e inseguridad. Analiza por qué te cuesta practicar con los ojos cerrados y no dudes en mantenerlos abiertos si estás más cómoda, pero mantén la mirada baja, suave, que no se aferra a ningún objeto; una mirada amplia, como si los ojos se recogieran hacia el centro de la cabeza. Y, quizá lo has adivinado ya, esta es otra manera de activar el SNP.

En la postura: desierto

«He aprendido muchas formas diferentes de estar quieta. Así es como me quedo en el césped, es una manera. Así es como también me quedo en el campo a través desde la calle, es otra manera porque estoy lejos de la gente y por lo tanto es más probable estar sola. Así es como no contesto el teléfono, y como algunas veces me gusta tenderme en el suelo de la cocina y fingir que no estoy en casa cuando la gente llama a la puerta. Hay un silencio durante el día cuando tengo la mirada fija y un silencio en la noche cuando hago cosas. Hay un silencio de la ducha y otro del baño, y el silencio de California y el silencio de Kentucky y el silencio del coche, y luego está el silencio que vuelve, un millón de veces más grande que yo, metiéndose en mis huesos, y gime y gime y gime hasta que no puedo seguir quieta. Así es como esta máquina funciona».

. . . . ADA LIMÓN . . .

Aquí es donde podemos asentarnos en la quietud. Y darnos cuenta de que «quietud» es algo relativo. No hay nada estático, aunque sintamos que nuestro cuerpo físico lo está: puedes percibir el movimiento de la respiración, el latido del corazón, y una sensación orgánica interna y profunda de constante fluir, como un suave zumbido de fondo. El zumbido de la vida.

Yoga para la calma

Pero hasta llegar a esa quietud pasamos por distintas fases en la postura:

- *Las primeras sensaciones son nuestra primera parada.* Da igual si te has movido apenas unos milímetros. Quédate con las sensaciones suaves.

- *Coger el material que necesito.* Experimenta, lo importante es sentir en las zonas o *target areas* marcadas en cada postura, prueba con distintos *props.* Hay días en que necesitas sensación de peso, un apoyo, y otras veces no. No hagas las posturas de manera automática cogiendo el mismo material cada día. Quizá hoy no lo necesites, o al contrario, más que nunca. Observa como si practicaras por primera vez.

- *Haz un chequeo mental soltando las zonas de tensión.* Vimos en la página 71 las más habituales: punto entre las cejas, expresión facial, etc., cualquier zona, aunque no la haya mencionado. Intenta soltar profundamente. Lo hacemos incluso en las zonas donde no solemos tener tensión. Por ejemplo, el suelo pélvico en ciertas posturas se activa ligeramente; no nos hace falta para sostenernos, suéltalo. O cierta tensión en las piernas; suelta, relaja.

- *Quietud.* Es cuando nos mantenemos en la postura «sin movernos». En Yin Yoga queremos estar quietos y observar los movimientos internos: sensaciones, emociones, pensamientos, etc. Verás que hay bastante agitación, mucho ruido en cuanto nos quedamos en silencio, que la vida bulle aunque hablemos y nos movamos externamente para adormecerla y callarla, y es en estos momentos de quietud cuando más se oye.

Sin embargo, hay excepciones:

- Si has dejado de sentir sensaciones, señal de que el cuerpo te está permitiendo profundizar, te mueves hasta encontrar el siguiente límite.

- Si el cuerpo te pide reducir la intensidad y volver a un límite anterior, o directamente salir de la postura, hazlo. La esterilla es el territorio del cuerpo, él manda, así que obedecemos.

- Si el cuerpo te pide moverse analiza por qué, quizá sea un picor, o necesitas un apoyo; por supuesto que nos movemos, pero con plena atención.

Si hacemos movimientos involuntarios inconscientes, es señal de que la mente se está moviendo, que no está cómoda en el cuerpo o que nos hemos distraído; estamos lejos de nuestro foco y práctica, lejos del presente, en planes, recuerdos, ideas... Los movimientos como apartar el pelo, jugar con las uñas, ajustar constantemente la postura, etc., buscamos eliminarlos poco a poco con presencia, paciencia.

Una vez en la quietud, elige tu foco. En el apartado «Focos de atención» encontrarás desde los más sencillos (que muchas veces son los más efectivos) a los más elaborados. Elige el que deseas cultivar hoy.

Elige un tipo de respiración o déjala natural. Cuando combinamos respiración y asana los efectos de la práctica se multiplican, pero hay veces en que no queremos mantener esa atención, sino simplemente quedarnos flotando con las sensaciones. El patrón de respiración puede estar presente todo el tiempo o solo en algunas posturas, durante unos minutos, para generar calma, concentración, vitalidad, etc.

● *Tiempo:* el ingrediente mágico de la práctica. No lo acortes, es muy importante. Si te resulta imposible, por supuesto sal y analiza qué puede estar pasando. No se trata de sufrir pero, como aprendí de Indu Arora, hay que entender que yoga no siempre es relajación y felicidad, muchas veces se trata de momentos difíciles, pero siempre llenos de verdad. Enfréntate a tus resistencias, destápalas; pierden mucha fuerza cuando son descubiertas en su raíz. Te enseñarán mucho sobre ti mismo y cómo te relacionas con el exterior.

Quietud: algo que cultivamos en la práctica de Yin Yoga, y difícil para muchos. También tiene su explicación en el SNA, pues biológicamente es una mezcla de las dos ramas del nervio vago: la ventral y la vagal, que se fusionan para dar como resultado el estado de inmovilización sin miedo, es decir, quietud pero conectada, con seguridad. Son momentos de silencio, presencia y soledad, pero a muchas personas les asustan y pueden sentir que desaparecen. Por ello debemos explorar qué situaciones, relaciones o entornos hacen que estemos cómodos en la quietud y el silencio. ¿Qué elementos tienen que nos permiten sentirnos seguros? Es importante reconocer cuándo necesitamos momentos de quietud. De esta manera podemos añadir más en nuestra vida. Pueden ser unos minutos cada día, que refuerzan esta vía del SNA, lo que hace que aumente nuestra capacidad de estar en quietud con confianza. Y cuando nos sentimos cómodos y seguros, podemos explorar prácticas más largas que nutran nuestro sistema nervioso, como Yin Yoga.

Salir de la postura: océano

«Las sombras de la noche crecen profundas mientras el amor llega para suavizar cada mente y cada cuerpo.

Mira afuera hacia el último brillo de sol y mira el cielo infinito,

Bebe el néctar de los pétalos de tu corazón y deja que las olas inunden tu cuerpo.

¡Húndete en el esplendor de ese océano!

¡Escucha!

¡El sonido de las conchas!

¡El sonido de las campanas!

Kabir dice: "¡Oh, hermano, escucha!

El señor está tocando su música en tu interior"».

. . . . KABIR . . .

- Lleva la atención a zonas del cuerpo que están en contacto con el suelo, incita una sensación de ancla o raíz y apóyate para salir a cámara lenta. Cámara lenta significa sin perder nuestra atención, observando segundo a segundo, pero fluido, con presencia, notando cómo los tejidos se suavizan, cómo cambia la respiración, cómo disminuye la intensidad en nuestro interior y el cuerpo vuelve a una postura neutra.

- Puedes notar una sensación de fragilidad cuando comiences a deshacer la postura: haz las pausas que necesites durante el proceso. Recuerda que nuestro cuerpo lleva un ritmo distinto al de la mente; escucha, ten paciencia, no salgas rápida y bruscamente. No solo se rompe el estado mágico de calma y silencio interior, también resulta agresivo con nuestro cuerpo, que ha estado «abriéndose» durante la postura, confiado con la presencia de tu atención y respiración. Practica con delicadeza.

ATENCIÓN . . . .

al apartado «Transiciones», a continuación, que ilustra esta parte importante de la práctica.

- Observa qué sensaciones aparecen en posición neutra, qué ocurre cuando liberas tras haberte fundido en la postura; cuál es su sello en la respiración, mente, sensaciones. Quédate en ese océano sensorial el tiempo que necesites. No hay prisa.
- Quizá te apetezca moverte tras ciertas posturas. Adelante. El movimiento y activar las zonas trabajadas hacen que los tejidos se recuperen antes. Si eliges moverte (veremos contraposturas de cada postura), que solo sea unos segundos y de manera suave. No queremos confundir al cuerpo con estímulos opuestos.
- ¿Qué hago: movimiento o quietud? Deja que el cuerpo te guíe.

Ideas para moverte con plena atención: observa la respiración cuando mueves una extremidad, el momento exacto en que esta hace contacto con el suelo, cómo se compensa el cuerpo al moverte, las sensaciones al atravesar el espacio, el aire con la piel, la densidad de la atmósfera, la sensación de esfuerzo o fluidez, el tacto de la ropa… Toda la práctica se vuelve así meditación en movimiento, plena atención. Al final, como dice Ram Dass, todo se reduce a si vas a estar presente aquí y ahora, o no.

Las posturas neutras son: balasana, shavasana, mackarasana, sukhasana, tadasana; depende de dónde vengamos.

Espacios liminales (transiciones): en tierra de nadie

«Un espacio liminal es un estado interior, y a veces una situación exterior, donde podemos empezar a pensar y actuar de nuevas maneras. Es cuando estamos en medio y entre medias, habiendo dejado una fase de la vida pero sin haber entrado en la siguiente…

Es un momento de gracia, pero a menudo no se siente con gracia para nada. En tal espacio no hay certezas ni control…

La vulnerabilidad y apertura del espacio liminal dejan espacio para que algo genuino aparezca. Estamos vacíos y receptivos…

Yoga para la calma

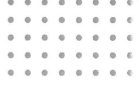

Este lugar entre medias está libre de ilusiones y falsos sobornos. Nos invita a descubrir y vivir desde una perspectiva más amplia y con una mirada más profunda».

· FR. RICHARD ROHR · · ·

Salir, observar, entrar en la siguiente postura. Si midiéramos el tiempo de práctica que dedicamos a las transiciones, quizá supere al que permanecemos en las posturas. Pero ¿le prestas atención o te precipitas a la siguiente postura porque es lo «importante», «cuando pasan las cosas»?

Las transiciones reflejan cómo nos movemos en el mundo. Siempre indico a los alumnos que se muevan despacio, observando cada movimiento, con plena atención: cómo abandonan las posturas, qué sensaciones aparecen al disminuir la intensidad, volviendo a una postura «neutra».

Es una manera de seguir enfocados en el presente. Y el presente es esto, un constante momento de transición, segundo a segundo; lo que acabas de respirar, de experimentar, ya es pasado, pero normalmente nos resistimos a esta cualidad impermanente de la realidad, inherente a la vida.

Observa tus movimientos; cómo la vida es constante transición. Si nos movemos rápido y sin pensar hacia la siguiente postura se pierde la esencia de la práctica: calma y lentitud. Es un espejo de lo que hacemos en nuestra vida cotidiana: siempre corriendo hacia el mundo de los planes, del futuro, adónde me dirijo, qué deseo, qué tengo que hacer a continuación. Cumplir tareas, alcanzar objetivos, seguir tachando labores de la lista. Esta mirada en el futuro (cercano, lejano) nos arrebata el presente.

Hay que entender que este momento es tan importante como el «cumbre», en el que hacemos «algo» y que tampoco disfrutamos porque estamos pendientes… de lo próximo. Y cuando llega «lo próximo», entras en ese *flow* de transición y movimiento y la mente vuelve a centrarse en lo próximo. ¿Cuándo estás aquí y ahora?

Quizá hay algo de vértigo ante ese discurrir tan rápido y a la vez tan lento de las cosas; si te paras a pensarlo, el tiempo deja de tener consistencia, se vuelve muy volátil, como arena entre los dedos. Estás en ese momento deseado pero no quieres estar aquí porque ves cómo se deshace; entonces cambias de foco. Huyes hacia el futuro.

> Salir a neutro: notas cómo va bajando el «volumen» de sensaciones en tu interior, pasando de un chillido vibrante a uno suave en oleadas; si somos más visuales, podemos percibir cómo baja el color de los tejidos de uno luminoso a otros más templados y fríos.

«Aquella peculiar sensación, como soñada y también como de pesadilla, de que todo se mueve y no se mueve nada, de cambiante permanencia que no es sino un constante volver a empezar y una vertiginosa monotonía».

. . . . *LA MONTAÑA MÁGICA*, THOMAS MANN. . . .

Thich Naht Hanh dejó esta práctica para los momentos en los que experimentamos felicidad o belleza: una puesta de sol, un momento de felicidad, complicidad con un ser querido, un encuentro esperado, un bello paisaje… «Toca profundamente la belleza que está ante ti. Estoy inhalando —¡qué felicidad!—. Estoy exhalando —¡la puesta de sol es preciosa!—. Continúa durante unos minutos. Estar en contacto con la belleza de la naturaleza hace la vida más bonita, mucho más real, y cuanto más concentrado estás, con más profundidad se revelará la puesta de sol ante ti».

Piensa qué haces en su lugar: coger el móvil, mandar un mensaje, grabar o fotografiar lo que ves. Alejas la mente llevándola al futuro (planes), o dejas que se llene de miedo («¿Y si pierdo todo esto?»…). La felicidad puede ser sobrecogedora. Huyes. En vez de eso: mantén, sostén. Sigue respirando y tocando con tu atención lo que hay ante ti.Brené Brown dio también un truco para lidiar con ese pesimismo que aparece en momentos de felicidad: agradece. Esta relación, este momento, lo disfrutado hasta ahora. Sustituye miedo por gratitud.

En ayurveda y yoga las transiciones son muy importantes. Del día a la noche, entre estaciones, entre inhalación y exhalación, al practicar asana (hay seis fases de la postura: aunque externamente no te muevas, marcan seis momentos de transición a nivel energético/mental), de una actividad a otra… Son portales hacia ese estado de quietud o consciencia que vimos en la pausa entre respiraciones y también cuando *shakti* o la energía creativa está más presente. A la vez es cuando somos más frágiles y vulnerables, y por tanto deberíamos estar más atentos. Igual en la práctica de Yin Yoga al transitar entre posturas o partes de la práctica: mantente atento, no desconectes del presente.

Muchas veces salimos de las posturas acelerados porque ya sabemos, por ejemplo, que hay que hacer el otro lado. ¿Puedes saborear cada uno de los movimientos, respiraciones y sensaciones que te llevan hasta ahí? Sin prisa.

Yoga para la calma

Una guía para tu práctica puede consistir en observar la sensación de prisa: ¿dónde la sientes? ¿Cómo? ¿Se refleja en la respiración?

La vida como reflejo de nuestra práctica, o al revés, la práctica como reflejo de nuestra vida. Ambas están llenas de transiciones entre esos momentos «clave». En nuestro día a día: esperando el autobús, en el semáforo, recogiendo la mesa antes de sentarnos a trabajar, la ducha antes de salir, la espera a que se abra la puerta del garaje... O transiciones entre momentos clave de la vida: el próximo trabajo, el próximo curso, las vacaciones, cuando tenga hijos, cuando me case, cuando tenga mi empresa, cuando... ¿Y ahora?

Son momentos que generan ansiedad: ¿llegaremos al próximo sitio intactos? ¿Qué pasará? ¿Habrá algo distinto a como lo esperamos?... Al contener infinitas posibilidades, sentimos inseguridad.

Por supuesto que tenemos un objetivo al que dirigirnos. Deja que sea un faro que te guía, pero que no atraiga toda tu mirada. Es como al meditar: estás aquí, aquí, lo que no quiere decir que te cierres a los sonidos y al bullir de la vida cotidiana. Pero están en un segundo plano, como música de fondo.

Todo es transición. Es algo que engancha de la práctica de Yin. Además, hay quietud, hay silencio, hay espacio, hay tiempo. Y no hay nada que hacer, solo saborear ese momento.

Sostenemos las posturas, seguimos respirando, las emociones van y vienen, los recuerdos, las críticas y los juicios, los planes, la irritación, el «y si», «y si»... Esa búsqueda de perfección constante: si no lloviera, si hubiera dormido bien, si tuviera más tiempo, si no hubiera ruido... Todo lo que hay en el presente es perfecto; hay veces en que hay que ver la imagen completa, todos los milagros que han hecho posible que estés aquí y ahora. Si hay ruido del vecino mientras practicas es porque tiene que estar ahí, quizá es algo de lo que tenemos que aprender (¿por qué me irrita? ¿Qué es lo que me irrita, la falta de control de la situación, o me siento agredida por su falta de consideración? ¿Cómo creo que sería si no hubiera ruido? ¿Buscaría otra resistencia en la que focalizarme en vez de en el presente?).

«La vida rara vez se desenvuelve exactamente como queremos, y tiene perfecto sentido si te paras a pensarlo unos instantes: el universo lleva existiendo unos 13,8 billones de años, y los procesos que determinan el flujo de la vida a nuestro alrededor no comenzaron cuando nacimos, ni terminarán cuando muramos. Lo que se manifiesta delante de nosotros en cada momento es algo verdaderamente extraordinario, es el resultado de todas las fuerzas que han estado interactuando durante billones de años. No somos responsables ni de la más pequeña fracción de lo que se manifiesta a nuestro alrededor. Y sin embargo caminamos intentando tener constantemente el control y determinar lo que ocurrirá en nuestras vidas en vez de asumir que lo que ocurre es el resultado de todas las fuerzas de la creación.

Si paramos un momento para escuchar el silencio tras la agitación de la mente, estamos mandando un mensaje al universo de que estamos interesados en unirnos a su *flow*, en vez de solo intentar imaginar una pequeña visión de ello. Le damos permiso para que nos guíe, apoye y funcione a través de nosotros. Soltando el falso control de la preocupación, comenzamos a descubrir lo que ocurre realmente, qué desea ocurrirnos a nosotros y a través de nosotros».

Estas palabras de Singer y Kober nos devuelven de inmediato a la realidad del momento presente, la magia de cada instante y la capacidad de maravillarnos ante cada cosa que ocurre.

Estudios recientes revelan que solo un 5-15 % de la información que guardamos en nuestro cerebro es consciente; el inconsciente guía el 95 % de nuestra experiencia en la tierra. Incluso la ciencia afirma que somos más espacio que materia, que si elimináramos todo el espacio dejando solo la materia, cabría en el tamaño de una manzana. Estamos hechos principalmente de espacio, transiciones, misterios.

Yoga para la calma

Shavasana: el lago de calma

«Recoge tu carga en una cesta en tu corazón. Ponla a los pies de la Madre. Di: "Toma esto, Gran Madre, porque no puedo cargar (...) ni un minuto más". Y a continuación recógete en su amplio vientre, acurrúcate en su amplio pecho y duérmete. Cuando te despiertes, la cesta aún estará ahí pero la mitad de su contenido habrá desaparecido, y la otra mitad habrá retomado su forma y tamaño normales, sin estar disfrazada de catástrofe, epopeya, cronicidad y toxicidad. La Madre limpia las cosas y las ordena. Tomará tus obsesiones y las transformará. Pero solo si se las ofreces libremente a ella».

. . . . MIRABAI STARR . . .

Es la postura más importante. Nunca comprometas shavasana. Lo ideal es que dure al menos un 10 % del tiempo total de la sesión. También puede ser una práctica en sí misma: prepárate con algunas de las pre-prácticas y sumérgete en shavasana.

Cuando la hacemos al finalizar nuestra secuencia de asanas, permite que nos equilibremos a nivel físico y energético. Dejamos que todo lo movilizado se estabilice, es el momento de calma necesario antes de cambiar de sintonía y volver a fundirnos en la vida cotidiana. Como una inhalación profunda y transitar suave desde el interior hacia el exterior.

Puedes relajarte en las sensaciones, observar la respiración, o practicar alguna de estas relajaciones guiadas.

PRÁCTICA

- Purificación emocional.
- Oleadas de calma.
- Relajación en la respiración.

Utiliza shavasana y las relajaciones en cualquier momento del día que desees hacer una parada, tomar perspectiva y desconectar del exterior, reconectando y recargándote en este viaje interior.

Shavasana es clave para recuperar el estado de calma, porque es una práctica de soltar (*vairagya*) y nos enseña a hacerlo. Soltar mis preocupaciones, la tensión, las ganas de actividad, las expectativas de que este momento sea distinto, la lista de cosas que tengo que hacer... Simplemente te tumbas y dejas que tu atención siga las instrucciones y las zonas del cuerpo que vaya guiando mi voz. No hay que hacer ningún esfuerzo; de hecho, cuanto más te relajas, más efectivo es.

Shavasana nos enseña a relajarnos a distintos niveles: físico, energético, emocional, mental... Hay mucha carga emocional acumulada en nuestros tejidos, asuntos que hemos ido dejando de lado, suprimiendo, reprimiendo o ignorando, y que cuando llevas la atención a distintas zonas del cuerpo durante la relajación se sienten escuchados y pueden empezar a liberarse.

Pero también nos ayuda y prepara para dormir. La OMS dice que la falta de sueño es una de las epidemias del siglo XXI. Piensa cuántas veces ignoras los bostezos, el cansancio, la somnolencia, y te quedas despierta viendo otro capítulo de tu serie preferida, o trabajando, o asistiendo a una cena... Y ¿cuántas veces te despiertas sin el sonido del despertador arrancándote de un sueño profundo? ¿Cuándo fue la última vez que te despertaste sin necesidad de nada externo y con una sensación de descanso y energía?

Si la respuesta a estas dos preguntas es un tiempo lejano... es probable que no estés dando la prioridad necesaria a tu descanso. El sueño no es sustituible, ni unas vacaciones ni un fin de semana durmiendo hasta tarde compensan las pérdidas de cada día.

Una relajación guiada, también llamada shavasana, nos prepara para descansar. Cultivamos esa respuesta de relajación del SNP, ejercitando cada vez ese patrón de relajación, ese camino neuronal: suelto, abandono y me relajo y descanso.

En la palabra «descanso» tenemos que incluir pequeñas pausas a lo largo del día, ya sea en forma de tres respiraciones conscientes, tumbándonos

Yoga para la calma

para hacer una relajación guiada en medio de nuestra jornada, dando un paseo, haciendo un pranayama (mira cómo practicar nadi shodana y hazlo antes de comer, por ejemplo), meditando, con una siesta, con una postura de Yin Yoga que mantenemos cinco minutos... Aunque durmamos ocho horas, este descanso no nos da energía suficiente para las dieciséis de un día lleno de actividades *non-stop*. En los pequeños momentos de desconexión podemos recargarnos, tomar un respiro (literal y mental-emocional) y aterrizar en el presente.

PRÁCTICA

Shavasana: tumbada boca arriba con las extremidades separadas del cuerpo hasta que notes hombros y caderas relajados, y cabeza, cuello y columna alineados (para calmar el sistema nervioso). Esta posición del cuerpo manda el mensaje al cerebro de que no hay nada que hacer, nada que perseguir, buscar, agarrar, alcanzar ni conseguir. Solo relajarnos.

También puedes hacer shavasana en makarasana o tumbada del lado izquierdo (la opción para mujeres desde el segundo trimestre de embarazo) o la postura que sientas como shavasana, con los *props* que necesites para estar cómoda. Mira ejemplos e ideas en las siguientes imágenes.

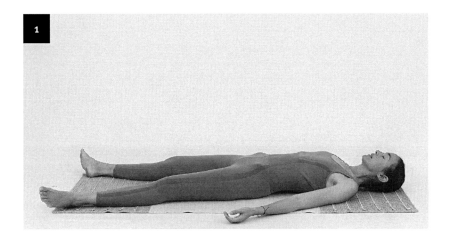

1

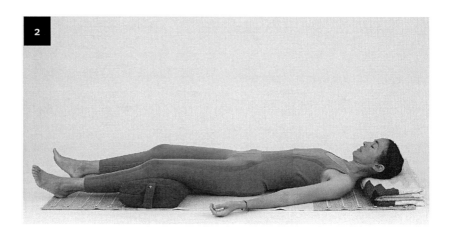

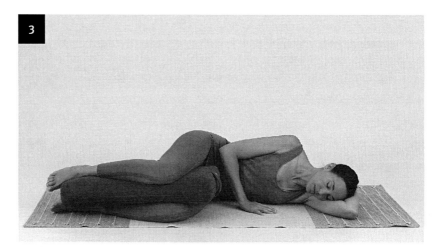

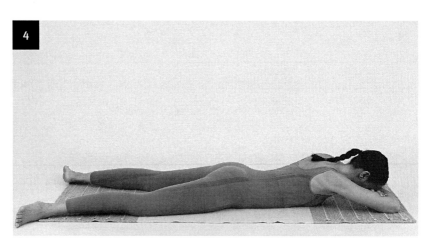

Yoga para la calma

Una curiosidad: en casi todas las formaciones, sobre todo *online*, hay muchos alumnos que practican con sus mascotas, y siempre sale esta misma observación: «A mi perro/gato le encanta cuando hago yoga, se queda muy tranquilo y se tumba en mi esterilla». Nuestro SNA influye en las personas que nos rodean y en los lugares que habitamos. Los mamíferos nos proporcionan corregulación, al igual que nosotros a ellos. Cuando estamos en calma o nos movemos hacia ella durante nuestra práctica de yoga, nos convertimos en una presencia acogedora y segura para los que nos rodean. Los estados del SNA se contagian, a través del tacto con una caricia, de nuestro tono de voz (date cuenta cómo es más grave cuando estás relajada y estridente si estás en estado simpático), y los distintos ruidos que hacemos para comunicarnos con nuestra mascota y ellos con nosotros. Los SNA de los demás sienten la energía de seguridad que mandamos (también la de advertencia y peligro en estados de supervivencia). De manera que es normal que tu perro se acerque a «conectar» a través de un lametazo o mimo cuando estás relajada. Ha percibido el mensaje que envía tu SNA y el suyo responde ante esta información, regulándose y respondiendo a la invitación y abundancia que le llega desde tu biología, aportándote la suya.

Cerrar la práctica

«La devoción no significa ofrecer flores.
Significa ofrecer tu corazón
Al gran misterio
Del Universo.

Significa dejar que tu corazón lata
Con la vida del universo,
Sin pensamiento y sin reservas.

Significa estar tan enamorado,
Que estás dispuesto
A disolverte
Y ser recreado en cada momento».

. . . . LORIN ROCHE . . .

Hay tres elementos importantes que no queremos hacer de manera automática, sino sintiéndolos realmente y prestando atención:

- Análisis
- Maravilla
- Gratitud

Análisis

Hasta en la práctica más breve es importante que al terminar dediquemos unos minutos a observar cómo nos sentimos, si hay cambios y cuáles son.

De nuevo es importante un diario o cuaderno para notas. Solo nos llevará tres o cinco minutos (o más si así lo sentimos) anotar los «altos» en nuestro camino. Utiliza el cuadro de la página 67 para ver cómo se encuentran tu cuerpo, tu mente, tu respiración, tus emociones... ¿Hay cambios? ¿Más comodidad, más espacio en el cuerpo, los pensamientos y emociones fluyen con más suavidad sin quedarse «pegados» a la mente, la respiración más profunda, estable...?

No te agobies si al principio no notas nada, si hay zonas que siguen tensas, es normal. Ahora estas áreas tienen tu atención y eso es lo importante. A medida que continúes, tu percepción se irá refinando y podrás captar cambios sutiles. Suelta las expectativas y analiza simplemente cómo te sientes: si más cansada, rígida o emocionalmente inestable anótalo también.

Quizá has estado especialmente abatida o enérgica, te ha costado mantenerte en posturas en las que sueles estar cómoda o tal vez se ha destapado un torrente de creatividad.

Recuerdo a una alumna periodista que venía a mis clases especialmente si estaba atascada con un artículo o investigación. Me decía que en clase se le encendían distintas bombillas, le venían miles de ideas sobre lo que había estado dando vueltas todo el día sin solución. Riendo me comentaba que ya sabía que les aconsejaba apartar su mente de las preocupaciones diarias y fijarse en la respiración, pero era justo entonces cuando una tras otra aparecían soluciones e ideas tan creativas y brillantes, que estaba por llevar una libreta a clase y apuntarlas.

Muchas veces estamos tan obsesionados con ciertos temas, que no vemos la solución que está justo delante de nosotros, tan brillante que nos ciega. Cambiamos de entorno, apartamos nuestra energía y... es cuando se revelan, por fin las vemos. Es algo mágico que ocurre en Yin Yoga, una explosión de ideas, una manera de hacer conexiones. Todo el día lo pasamos recogiendo información. Cuando paramos de buscar y

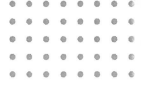

recibir y apartamos la mirada es cuando dejamos espacio para integrar, y las ideas se conectan dando lugar a soluciones o momentos «ajá» que nos sorprenden.

Estos chequeos finales fortalecen al «vigilante» (nuestra corteza prefrontal) y nos permiten integrar la experiencia. Pero hay un elemento importante y distinto al chequeo del final de la práctica. Se trata de nuevo de soltar: *vairagya*. Sueltas las dualidades que han surgido durante la práctica, todos esos: «no me gusta, me gusta, no se me da bien, lo estoy haciendo mal…», los apegos y rechazos; ofrécelos, libéralos.

Vuelve suavemente y sin prisas a tu quehacer diario. Deja unos minutos para que esta transición, este espacio fluya suavemente sin acelerarte. Bonnie Bainbridge Cohen explica que los huesos nos dan estructura y las formas de las articulaciones dan lugar a los patrones de energía que llamamos movimiento. Las articulaciones están llenas de espacio, huecos, vacíos, pero sin ellas no podríamos movernos. Atención a estos huecos, espacios, aparentes «vacíos», que es donde nos llenamos. Recuerda que son tan importantes como la práctica en sí.

Llévate la mirada cultivada en la esterilla, deja que perfume tus palabras, pensamientos, acciones, relaciones. Mantente atenta a cómo trabajar nuestro paisaje interior transforma y embellece la relación que tenemos con el exterior.

Entender y analizar nuestros cambios, progresos, «retrocesos», revelaciones, este proceso en el que nos estudiamos en yoga se llama *svadhyaya,* el estudio del Ser.

La práctica del estudio personal, del autoconocimiento, tiene su raíz en la sabiduría del vedanta, y es explicado en un tratado sobre yoga, el *Yoga Vashista,* de los siglos XI-XIV. Se trata de tener un diálogo diario personal para ir descubriendo tu verdadera esencia, desvelando comportamientos, patrones y hábitos.

Una práctica de yoga eficiente nos lleva a desarrollar nuestra capacidad de adaptación, así como la calma y perspectiva necesarias para dirigirnos hacia aquello que nos sirve o beneficia y alejarnos de lo que no.

El estudio personal y autoconocimiento disparan nuestra capacidad de distinguir y nos ponen en contacto con este GPS interno, enseñándonos a confiar en nuestras decisiones, intuición o sabiduría interior, ese espacio interior de calma que es nuestra esencia.

Lo primero que debemos preguntarnos es si nuestra vida refleja todo nuestro potencial y qué necesita cambiar.

Maravilla

Cultivamos una sensación de maravilla, sorpresa, de conectar con algo mayor. En algunas relajaciones y meditaciones entramos en contacto con esa parte de nosotros inmutable que siempre observa. Nos sentimos parte de algo más grande, lo que despierta una sensación de abundancia, de desear compartir. Es un momento de profunda apreciación que está relacionado con el CVV y es una experiencia modeladora del SNA. Cuanto más visitemos este estado y dediquemos unos segundos a saborearlo, más momentos de este tipo descubriremos en nuestro día a día, lo que nos llevará a reforzar ese estado vagal ventral, acumulando energía restauradora, de conexión y plenitud.

Gratitud

Gratitud por la práctica, nuestros maestros, el linaje de profesores que han transmitido las enseñanzas durante siglos hasta llegar a nosotros, al Ser con mayúsculas. La gratitud también emerge del CVV y nos empuja a conectar. Además de cambiar el ritmo cardíaco y la presión sanguínea, mejora la función inmune y reduce el estrés.

Postprácticas

Si en el chequeo final notamos una sensación aletargada, cansancio, falta de energía, y tenemos que volver a la acción de nuestro día a día, prueba estas postprácticas para eliminar ese intenso efecto calmante o parasimpático.

- *Surya namaskar* o 'saludo al sol'.
- Frota las manos hasta notar calor y masajea la cara, cuero cabelludo, cuello, hombros, brazos, pechos, abdomen, espalda, caderas y piernas, masajea los pies y termina agitando todo el cuerpo para volver poco a poco a la quietud pero con una nueva chispa de energía. A esta práctica se la llama *garshana kriya*.

Yoga para la calma

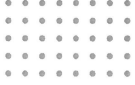

Posturas del Saludo al Sol.

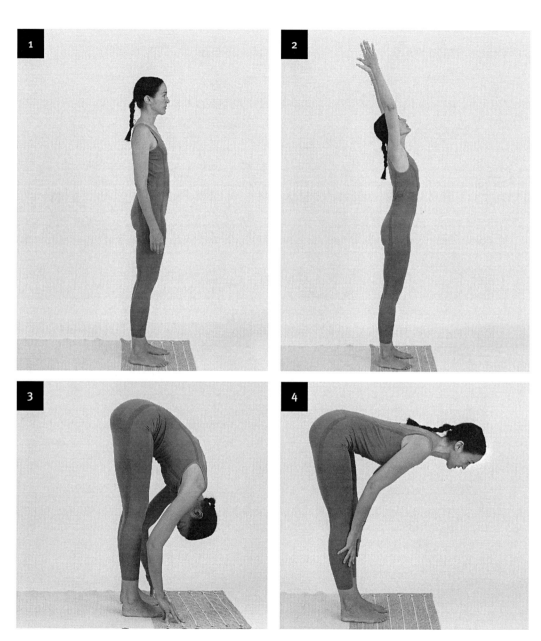

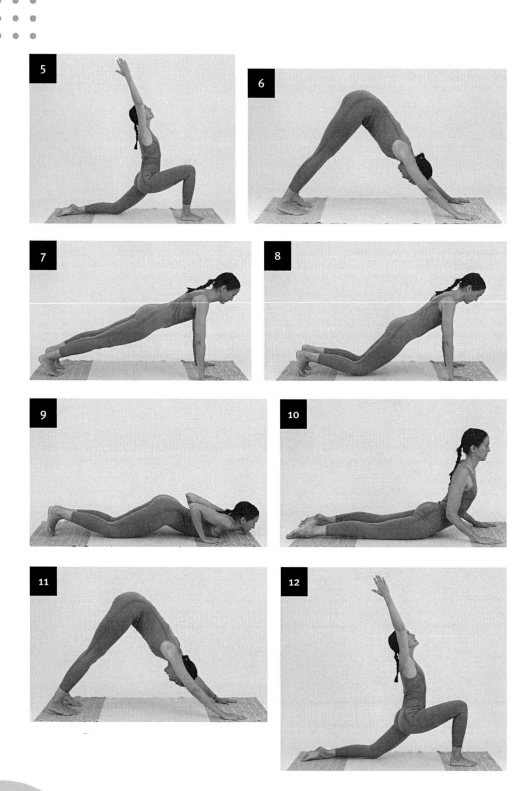

Yoga para la calma

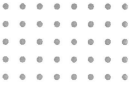

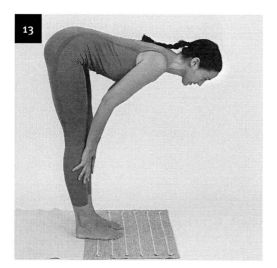

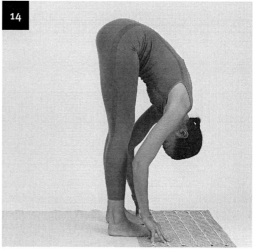

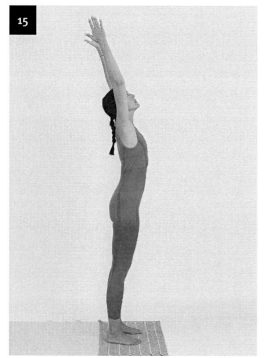

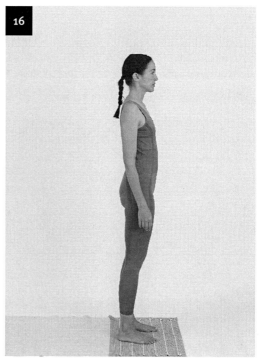

En la esterilla. Comienza el viaje

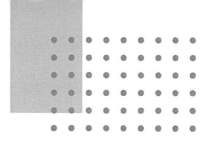

Capítulo 6

¿Y ahora qué?

Volvemos a los dos elementos que Patanjali estableció como fundamentales para que prospere la práctica de yoga: *abhyasa* y *vairagya*, 'practicar' y 'soltar'.

Practicar una y otra vez

> «Lo primero, olvida la inspiración. El hábito es más fiable. El hábito te sostiene, estés inspirado o no. El hábito te ayudará a terminar y pulir tus historias. La inspiración no. El hábito es persistencia en práctica».
>
> .... OCTAVIA BUTLER ...

Toda práctica que mejore nuestro cuerpo y mente debe ser cultivada en paralelo a nuestra vida y no de manera puntual si queremos notar sus efectos y beneficios duraderos a largo plazo. Olvídate de la palabra rutina y cámbiala por ritual. Un ritual es algo que hacemos de manera periódica pero en el que ponemos todo nuestro cariño, cuidado y atención. Sólo si lo hacemos con actitud de tedio, falta de entusiasmo y motivación se vuelve rutinario. Y ya lo veremos en la práctica de meditación: siempre es lo mismo y nunca es igual. ¿Esta respiración es la misma que la anterior? No. Esta práctica tampoco es la misma que la de ayer. El aspecto externo sí: son posturas, pero tú has cambiado; no pierdas de vista esos matices. Cultiva ilusión, gusto, alegría por practicar, deja que el contento aflore.

Hay un texto tántrico, *Shiva sutras*, que define el yoga como «*vismayo yoga bhumika*»: «la base del estado de yoga es la actitud de sorpresa y curiosidad». Muchas veces hacemos las prácticas de manera robótica porque sabemos cómo se hacen, cómo se llaman, qué viene después, cómo debe moverse el cuerpo… Hay una actitud de repetitividad, aburrimiento, falta de curiosidad. ¿Cuántas veces practicas completamente presente en el instante sin expectativas? La mente siempre va al «esto ya lo sé», y eso nos arrebata la curiosidad infantil, los ojos de niño, la mente de principiante.

En los *Shiva sutras* la curiosidad (*vismaya*) se considera la principal emoción que guía, y no nuestros apegos o aversiones. ¿Cuánto podemos incitar esta emoción de manera que lo que suceda a cada instante sea como si no hubiera pasado antes? Nunca hemos estamos mental, física y pránicamente en este momento. En este día, estación, minuto tampoco. No ha pasado anteriormente, está pasando ahora y no se va a repetir.

Al volver a la práctica creamos espacios y lugares dentro de nosotros. Poco a poco te vuelves lo que practicas, la energía que te mandas a ti misma cambia tu estructura química celular. Recuerda que los pensamientos van acompañados de una descarga química que se recibe en cada una de las células del cuerpo en ese conglomerado cuerpo-mente.

Estas prácticas no son cosas que hacer sino sitios a los que volver.

Hay una tendencia a estar activos, entretenidos y estimulados todo el tiempo, la sociedad nos empuja a ello de manera que sigamos consumiendo. Esto no nos permite experimentar aburrimiento. El aburrimiento tiene un valor incalculable, genera un espacio muy necesario para la mente ya que es de donde vienen las ideas creativas. En ese aburrimiento nos llenamos. Dejamos tiempo para que todo lo que hemos aprendido, recibido, escuchado comience a conectar, echar raíces y crecer en nuestro interior. Aparecen nuevas ideas, encontramos respuestas a enigmas y dudas personales. Y esto es básicamente lo que le pasaba a mi alumna periodista.

En Yin practicamos con los mínimos estímulos posibles: sin pantallas, sonidos, luces, incienso… Nos proporcionamos un espacio para vaciar, unas «vacaciones» (del latín *vacatio,* y este a su vez de *vacare:* 'estar vacío, desocupado'). Esto no quiere decir que sea fácil al principio, porque todo lo que está en nuestro interior sale pero, al no encontrar una mente estimulada que le dé voz, se disuelve. Y nos mantenemos haciendo «nada», esperando nada, buscando nada… Es una práctica muy poderosa.

Yoga para la calma

Practicar está hecho, toca soltar

> «Cuando alguien busca, suele ocurrir que sus ojos solo ven
> aquello que anda buscando, y ya no logra encontrar nada
> ni se vuelve receptivo a nada porque solo piensa en lo que
> busca, porque tiene un objetivo y se halla poseído por él.
> Buscar significa tener un objetivo, pero encontrar significa
> ser libre, estar abierto, carecer de objetivos».
>
> .... *SIDDHARTHA*, HERMANN HESSE ...

Es algo que hacemos cuando termina la práctica: soltar todas las dualidades que esta ha generado, todos los juicios e inevitables valoraciones,
los apegos y rechazos. Suelta, suelta y simplemente quédate con el efecto
para poder ir aplicando lo que te sienta bien.

Pero también suelta las expectativas, todas esas ideas preconcebidas
que creemos que se deben cumplir porque hemos estado un rato practicando yoga, como si eso ya fuera a crear cambios radicales de un día
para otro. Esto nos lleva a los siguientes apartados: que no hay metas y
confiar en el proceso.

No hay metas

> «Mantente muy muy en calma y deja que cada nueva
> experiencia tome lugar en tu vida sin ninguna resistencia. No
> tienes que hacer nada, solo tienes que SER o dejar que las
> cosas pasen. ¡Es tan importante dejar de intentarlo! Dejas de
> hacer el esfuerzo y sueltas completamente...».
>
> .... EILEEN CADDY ...

Te habrás dado cuenta de que en la vida no hay un sitio adonde llegamos y ya podemos relajarnos y despreocuparnos. Todo está cambiando
constantemente; también nosotros y nuestras inquietudes.

Te pones un objetivo, y en cuanto lo consigues —o siendo sinceros, antes
de conseguirlo—, deja de interesarte y te pones una meta un poco más

inalcanzable. Así constantemente. O las metas cambian al igual que nosotros y no las llegamos a alcanzar porque las abandonamos en el camino por algo ligeramente distinto que nos resulta más interesante. Estamos en una carrera constante. Más y más lejos.

Queremos con nuestra práctica cambios inmediatos y espectaculares, pero, en nuestro camino en dirección contraria al estrés, iremos dando pequeños pasos, y no todos ellos son perceptibles desde el primer momento.

No existen metas que donde el estrés desaparezca para siempre de nuestra vida. Vivir es enfrentarnos a situaciones de estrés, pero lo importante es que no se acumule, lidiar con él cada día, procesarlo. Y para ello, todas estas prácticas, que además de remedio son prevención.

Por tanto no hay meta, pero sí un proceso que vamos construyendo, que nos va transformando poco a poco, como todo lo duradero y profundo. Y si lo piensas, en la vida es igual: la felicidad, las relaciones, la salud, la estabilidad… es un trabajo diario, nunca dejas de construirlo. Lo mismo con tu práctica de yoga.

Habrá días en que los efectos sean más claros, otros no tanto; y quizá el día que piensas que tu práctica ha sido un desastre porque no podías concentrarte, te molestaba moverte, etc., es el día que supone un cambio. No te cuestiones constantemente, permítete espacio, que las cosas enraícen y se asienten, que puedan florecer. Estos procesos llevan tiempo.

Es cierto que Yin Yoga no es el impacto de otras prácticas más dinámicas que nos dejan *k.o.* Pero ¿cuánto dura el efecto de esas prácticas? Quizá sales muy «zen» de clase, pero en cuanto llegas al coche y ves que te han puesto una multa… ¿sigues en calma o estallas?

En Yin Yoga construyes una capacidad de observación y adaptación que te acompañará incluso si se ha llevado el coche la grúa. Aunque nos gustaría mejorar como por arte de magia, sabemos que los tratamientos milagrosos no existen. Pero además hay un crecimiento personal cuando nos enfrentamos a patrones emocionales y salimos victoriosos. La magia verdadera reside en ir a nuestro interior y transformar la relación que tenemos con nosotros mismos.

Confiar en el proceso

«En momentos de coacción no nos elevamos al nivel de nuestras expectativas, sino que descendemos a nuestro nivel de entrenamiento».

. . . . BRUCE LEE . . .

Volver a la calma es un proceso, un viaje. Nos sirve de entrenamiento para momentos difíciles de coacción. No podemos esperar relajarnos de la noche a la mañana con una práctica, no es real. Y no sería divertido. Es el trayecto hacia nuestro bienestar y necesitamos paciencia, miles de pasitos uno tras otro, de mañanas al sol, de cuestas y pequeños descansos antes de llegar a la primera parada. Este proceso, conocido como «mientras tanto», es cuando el aprendizaje y la evolución acontecen. El estrés no ha aparecido de la noche a la mañana, así que no podemos pretender deshacernos de él tan rápidamente.

Confía en el proceso, no estés tan pendiente de los resultados. Ya lo hemos visto, el cuerpo lleva su ritmo, cuando menos lo esperes notarás cambios. O quizá te lo dicen desde fuera: «Te veo mejor, más relajada, más contenta».

Comprométete con la práctica, dale una oportunidad. Se dice que hay que practicar al menos cuarenta días seguidos para cambiar un hábito, para establecer una nueva rutina. Coge un calendario y comienza. Has estado x años sin hacer nada de esto, cuarenta días no es tanto, y si merece la pena… ¡continúa!

Los cuarenta días también se contemplan en yoga y ayurveda, ya que el cuerpo está formado por siete tejidos y cada práctica/alimento necesita cuatro o cinco días en recibir la nutrición y pasarla al siguiente tejido. Nutrición también a nivel energético, en el sentido de recibir los efectos de una práctica a nivel profundo y transformador. Depende de la capacidad «digestiva» de cada persona, pero el total del proceso tarda entre cuarenta y cuarenta y cinco días.

¿Y si empeoro?

«No puedes clasificar el progreso espiritual en ninguna categoría y decir de manera lógica que has ido del paso 1 al 2 y luego al 3. Consiste en abandonarlo todo. De manera que todas las reglas se rompen y te diriges al objetivo, lanzando todo por los aires».

. . . . SRI M. . . .

Empezamos a cuidarnos, a practicar, vigilamos la alimentación, nos vamos antes a la cama para descansar, nos movemos para tener menos rigidez... Y resulta que dormimos peor, la digestión es pesada y aparecen dolores y sensaciones incómodas. Un clásico. Ojalá pudiera deciros exactamente a qué se debe, pero habría que ver cada caso individual.

Sin embargo, es normal porque tu cuerpo tiene ya su dinámica de funcionamiento establecida y cualquier cambio puede generar molestias a medida que se va ajustando a las novedades.

Si llevamos un tiempo con mucha carga emocional y preocupaciones, en cuanto nos movemos, respiramos de cierta manera, se empiezan a oxigenar los tejidos, a equilibrarse el sistema nervioso, hay cambios también en la mente (le damos un foco, una disciplina...), toda área que estaba cómoda en su costumbre se rebela: desde náuseas, pequeños mareos, a incomodidad física...

En la mayoría de los casos es parte del proceso. Ve despacio, no hay prisa, deja que el cuerpo se vaya acostumbrando, pero no abandones. Consulta siempre a tu médico antes de incorporar nuevas prácticas o cambios, sobre todo si tienes una dolencia o enfermedad. Cambia de práctica, experimenta.

También estás desarrollando mayor sensibilidad y capacidad de percepción, es normal que te des cuenta de cómo te afectan los cambios. También ocurre que, al sentirnos mejor, la más pequeña molestia es más perceptible.

Por eso es importante llevar un control o análisis de las prácticas, elemento a elemento, cómo te sienta cada uno, y con una visión general del efecto. ¿Cómo te sientes en las siguientes cuarenta y ocho horas? ¿Hay molestias que puedas relacionar con la práctica?

Ve más lento, no estés tanto tiempo, no vayas tan profundo. Haz cada práctica por separado. Quizá hoy una sola postura, al siguiente día solo la relajación, en el futuro une elementos testados...

La esterilla es nuestro laboratorio personal, utiliza tus utensilios con cuidado y avanza a tu ritmo.

Yoga para la calma

Resistencias

> «La propia cueva donde te da miedo entrar se convierte en la fuente que estabas buscando».

...........................JOSEPH CAMPBELL ...

Son los grandes enemigos de nuestra práctica, y surgen con diferentes disfraces y apariencias. En cuanto detienes el cuerpo en un asana, la mente al principio intenta imitar la quietud, pero enseguida se encuentra incómoda, en una situación desconocida, le entra «pánico» y quiere tomar el control, ser la protagonista, como lo es a lo largo del día.

Al principio se acelera, se aferra a todo lo que puede: molestias, la ropa, la temperatura, que te falta un *prop*, que lo estás haciendo bien, o mal, que puedes ir más profundo, historias del pasado… O nos provoca con contenido interesante: hacer listados, cuestionar si la práctica va servir de algo, o nos ataca con aburrimiento, la última conversación estresante con el jefe… Lo que sea con tal de que abandonemos lo que estamos haciendo y volvamos a prestarle atención.

Si seguimos entrenándola para que aprenda a mantenerse en el momento presente, observarás estas «artimañas». Por eso hay que darle un objetivo, una rama donde posarse, «algo que hacer», y empezar a dirigirla a aspectos del presente: la respiración, o las sensaciones físicas siempre cambiantes y presentes en Yin y que son un foco de atención fácil.

Aprendemos a ser testigos sin dejarnos arrastrar por todo lo que nos muestra: molestias físicas que vienen y van, emociones que surgen y se disuelven… Toda esta movilidad debemos entenderla y reconocerla como la antesala de la calma. Poco a poco la mente se va calmando y se asienta.

Empezamos a entender y aceptar que la naturaleza de la mente es pensar, fluctuar de un pensamiento a otro; esta es su función, así que no nos desesperamos, aprendemos a conocerla y aceptarla. Cuando no tiene estímulos se los inventa. Por ejemplo, en un retiro de yoga en plena calma, sin teléfono, sin conversaciones, sin nadie a quien recurrir para

De nuevo, atención, alumnos con TEPT: las prácticas de meditación deben estar adaptadas y modificadas para cada caso en concreto.

evadirnos de las emociones incómodas o difíciles que puedan surgir, desnudos de nuestra coraza social, la mente se inquieta y empieza a inventar situaciones.

Por eso no dejamos a este pájaro que es la mente volando a la deriva, le damos sostén, refugio. Refugio no entendido como una evasión o huida, sino como una elección consciente y deliberada: tomar refugio en lo que hay en el presente y no cambiarlo.

Hay más resistencias que aparecen: las dudas, construcciones mentales de *¿para qué?*, *ya practicarás mañana*, *esto no está hecho para ti…* Y cuando nada de esto sirve, empieza con la artillería pesada: el aburrimiento es una de las mayores resistencias en la meditación, pero también puede recurrir a la vía somática y acosarte con la sensación de un hambre brutal o una somnolencia irresistible… Recuerdo la experiencia de uno de nuestros profesores al que durante su sadhana, nada más sentarse a meditar, le entraba un hambre terrible, como si fuera a desmayarse. Las primeras veces se levantó para ir a la cocina a comer, pero cuando llegaba allí el hambre desaparecía. Entendió que era una resistencia mental y que le tocaba lidiar con ella.

Así que si te ves en una situación parecida y has comido, bebido y descansado bien… ¡ya sabes qué puede estar pasando!

Todo es un proceso: primero aprendemos a habitar nuestro cuerpo plenamente, a notar la diferencia entre activación y calma, tensión y relajación. A continuación comenzamos a respirar, empezamos a estar presentes con emociones difíciles y aprendemos a calmar el sistema nervioso y a ser menos reactivos.

Durante la práctica de Yin hacemos todo esto en un entorno relajado, seguro, controlado. Vamos cultivando estas habilidades de observación, se van cambiando patrones, modificando nuestra manera de filtrar y reaccionar ante ciertas situaciones. Todo esto empezará a reflejarse en nuestra vida cotidiana incluso en momentos difíciles. Esta aceptación y quietud cada vez serán más accesibles. Elegimos un estado de consciencia hasta que este nos elige a nosotros.

Yoga para la calma

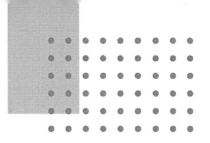

Capítulo 7

Diseña
tu práctica

Anota lo que sientes, presta atención. Estos dos elementos son importantes, te llenan de poder, de la capacidad de tomar las riendas de tu salud y empezar a descubrir qué te sienta bien, a qué nivel o en qué aspectos, y aplicarlo.

No te estanques en la práctica, cambia tras un tiempo, siempre que lo necesites. ¿Cuándo? Cuando ya no te lleve a ese espacio de quietud, silencio y contento.

Elige:

- Una prepráctica.
- Una secuencia.
- Una respiración.
- Un foco de atención.
- Una relajación.
- Una postpráctica.

Puedes hacer solo una, combinar varias, o darte una sesión completa e incluirlas todas.

¡Experimenta! Descubre, curiosea, recupera la ilusión por lo nuevo, como un niño.

¿Cuándo fue la última vez que te saliste del guión, que te expusiste aprendiendo algo nuevo?

Combina técnicas para la mente, el cuerpo y la respiración (el puente entre ambos), esa es la fórmula para que la práctica se adapte al individuo y no el individuo a la práctica.

Y sobre todo, disfruta del proceso, este es el elemento que hará que vuelvas una y otra vez. Olvídate de la perfección, de esforzarte por destacar en cada cosa que hagas, abraza tu lado *amateur*. Ello te permitirá ser tú mismo, expresarte. Cambia esfuerzo por plenitud, el concepto de fallo o éxito completamente eliminado.

Elige con *sentido y sensibilidad*: ¿cómo se encuentra mi SNA? ¿Qué necesita? ¿Se lo estoy aportando? ¿Lo que hago está nutriendo mi SNA? El SN es muy sensible al lenguaje y distingue perfectamente entre una invitación y una petición o una orden, al igual que es sensible al tono. Es importante que tengamos distintas prácticas que se adapten al estado de nuestro SNA, que cambia constantemente. Y que tengamos en cuenta nuestra capacidad de resiliencia y seamos comprensivos. La capacidad de resiliencia o de volver a un estado de regulación depende de nuestra salud, las obligaciones o deberes que tengamos, si nos sentimos conectados con los demás y apoyados por ellos. Y el SNA también se regula, además de con los demás, o con nuestras herramientas de autorregulación (que exploramos en este libro), con lo que ocurre a nivel macro en el mundo. Muchas veces las noticias nos presentan un mundo peligroso y amenazante, caótico y desregulado, lo que puede hacer que entremos en estado de protección ya sea al estilo simpático, con activación, o al estilo dorsal, rindiéndonos. Pero es el estado vagal ventral donde podemos contemplar opciones y posibilidades.

Secuencias

- Para la ansiedad.
- Para el entusiasmo y la vitalidad.
- Antes de dormir.
- Para liberar.
- Práctica contra el miedo.
- Práctica contra la ira.

Encontrarás las imágenes de las secuencias al final.

Yoga para la calma

Respiración

Respirar tiene un efecto rapidísimo en el sistema nervioso, y por lo tanto, en nuestra mente. Es la herramienta más importante para equilibrar nuestras emociones. Actúa directa e inmediatamente, disminuyendo nuestra reactividad emocional.

En yoga (pero es algo que podemos hacer el resto del día), buscaremos respirar siempre por la nariz. Esto hace que la respiración sea más profunda de manera natural, disminuye el ritmo cardíaco y la actividad mental, ya que por la boca puede llevarnos a hiperventilar (menos respiraciones pero más a menudo), lo que aumenta el ritmo cardíaco y la actividad mental. Pero además la nariz calienta el aire, lo humedece y lo limpia para que sea más fácil de absorber por los pulmones.

> **«Además, desencadena una cascada de hormonas y sustancias químicas que reducen la presión arterial y facilitan la digestión, responde a las fases del ciclo menstrual, regula la frecuencia cardíaca, abre los vasos sanguíneos de los dedos de los pies…».**
>
> ・・・・・・・・・・・・・・・・・・・・・ *RESPIRA*, JAMES NESTOR ・・・

Las personas con estrés suelen tener un patrón de respiración ligero, superficial e irregular. Esto eleva el ritmo cardíaco, la presión sanguínea, acelera la mente y saca nuestro sistema nervioso de su estado de equilibrio; nos vuelve más ansiosos y estresados.

Mientras que un patrón de respiración regulado, constante y profundo, baja el ritmo cardíaco y la presión sanguínea, calma la mente y equilibra nuestro sistema nervioso.

Lo primero es fortalecer el diafragma, principal músculo de la respiración, que puede estar debilitado, forzando a que los músculos secundarios hagan todo el trabajo, lo cual conlleva tensión y dolor en el cuello y hombros. Para ello volveremos a la práctica en makarasana (página 49).

Cómo saber si tu respiración es diafragmática: túmbate boca arriba con las piernas dobladas y los pies apoyados en el suelo. Coloca las manos en el abdomen y observa si al inhalar el abdomen se expande ligeramente y al exhalar desciende suavemente, alejándose de las manos. No fuerces, simplemente observa durante unos minutos.

A continuación, apoya las manos en la zona inferior del abdomen para observar si notas movimiento en esta zona. A continuación en las costillas flotantes, a los lados del cuerpo, y observa si se expanden hacia los lados al inhalar y se recogen ligeramente al exhalar.

Por último, apoya los dedos en las clavículas y observa si notas expansión y vitalidad en esa zona.

El diafragma es como un disco (en realidad, dos unidos por el centro y de distinto tamaño) que separa la cavidad torácica de la abdominal; es como el ecuador u horizonte del cuerpo, y se mueve expandiéndose desde el núcleo hacia la periferia al inhalar y recogiéndose hacia el centro al exhalar. Debemos notar esa expansión en todas direcciones, no solo en el abdomen, como suele enseñarse.

Experimenta esta expansión con un cinturón de yoga alrededor de las costillas. No fuerces. Las zonas donde hay poca o nula movilidad quizá están tensas, rígidas y bloquean el fluir de la respiración.

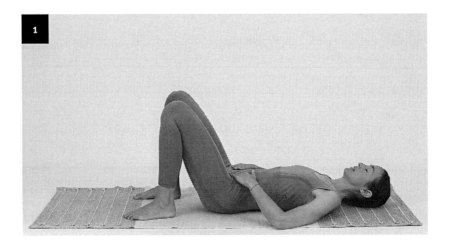

1

Yoga para la calma

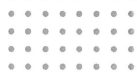

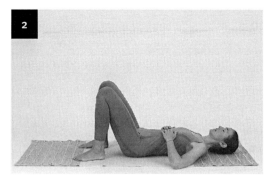
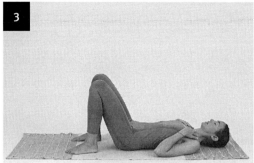

En yoga utilizamos la respiración durante la práctica porque:

- *Ayuda a regular el SN.* Es una de las pocas funciones que sucede de manera involuntaria pero que podemos cambiar a voluntad. Ello nos proporciona la capacidad de cambiar el estado de nuestro sistema nervioso echando, por ejemplo, el freno parasimpático al alargar la exhalación, lo que tiene un efecto inmediato en nuestro estado de ánimo.

- *Nos sirve de ancla para posar nuestra atención.* ¿Por qué se utiliza la respiración en todos los sistemas de meditación? Porque ocurre constantemente y en el presente. Esta respiración que observas está ocurriendo ahora. Pero además se mueve y cambia, lo que nos ayuda si solemos distraernos con facilidad.

- Llevar la respiración junto a nuestra atención a distintas zonas del cuerpo *permite dar un suave «masaje» interno y llenarlo de energía.*

Cómo respiramos es un espejo de cómo vivimos. Ante las dificultades de la vida solemos restringir la respiración; de hecho, cada emoción deja una marca única en nuestra respiración, lo cual afecta a los tejidos... Con el tiempo y si esa emoción se perpetúa, irá dejando un sello en nuestro cuerpo físico, reflejándose en la postura y afectando a nuestro estado de ánimo. Un ciclo que se relaciona: cuerpo, respiración, emociones, mente... sin saber qué ha sido antes, si el huevo o la gallina, y en constante repetición, lo que refuerza este patrón en todos los niveles (respiración, tejidos, emociones, mente).

Cada respiración es única, y aprenderlo nos enseña a recibir cada momento con apertura, sin expectativas, con ojos nuevos.

Diseña tu práctica

Tipos de respiración a aplicar en la práctica:

- *Respiración natural:* sin modificarla ni juzgarla, observando cómo se adapta a las diferentes asanas, cómo se acelera si hemos ido muy profundo (es una chivata, si nos estamos pasando lo acusa), cómo cambia cuando salimos de las posturas, etc. Además puedes dirigir la respiración a distintas zonas del cuerpo. Ya hemos experimentado en la práctica de la página 65 la relación entre atención y energía. El tercer elemento en esta relación atención-energía es la respiración. Llévala a las zonas donde notas molestias y bárrela por esas áreas como dando un masaje interno, no dudes en tomar alguna respiración más profunda y explorar dónde notas los límites físicos en ciertas posturas. Experimenta, descubre, curiosea.
- *Respiración 1:1:* inhalación y exhalación de igual duración. Se llama *sama vritti*, 'misma ratio', y tiene un efecto equilibrante.
- *Respiración 1:2* (*visama vritti* o 'fluctuación no igual'): cuando la exhalación dura el doble que la inhalación, es decir, cuando inhalas por ejemplo en cuatro tiempos y exhalas en ocho. Cierra los ojos y ve construyendo este ratio. Quizá te cuesta llegar a estos tempos, trabaja dentro de tus posibilidades sin estresarte ni juzgarte. Recuerda honestamente tu punto de partida. Poco a poco irá aumentando tu capacidad. Observa el estado de tu mente tras unos minutos. Este tipo de respiración es especialmente calmante. Como ya hemos visto, la exhalación ralentiza el ritmo cardíaco y calma el sistema nervioso, generando un estado incompatible con la ansiedad.

Alargar la exhalación es la manera más directa de equilibrar el nervio vago. Si además hacemos énfasis en vaciar los pulmones, activando el diafragma y los músculos abdominales y empujando voluntaria y suavemente el abdomen hacia la columna al exhalar, será más efectivo. También proporciona un masaje agradable a los órganos digestivos, estimulando el nervio vago.

- Respiración 2:1: la inhalación dura el doble que la exhalación; el efecto es energizante, nos llena de vitalidad. Para hacer a primera hora de la mañana o si necesitamos un empujón de energía, entusiasmo y motivación.

Yoga para la calma

- *Respiración ujjayi: ujjayi* significa 'victorioso'. Consiste en inhalar y exhalar cerrando parcialmente la glotis, lo que conseguimos respirando como si susurráramos o echáramos vaho en un espejo. Es importante que el cierre sea muy suave, el susurro muy sutil; de esta manera, estimulará el nervio vago que pasa por la garganta. Si lo hacemos sonoro y agresivo nos activará, alejándonos de la calma y estabilidad que buscamos. *Ujjayi*, con su sonido oceánico, sirve para atraer nuestra atención, que flota en el balanceo de las fases de la respiración. Puedes hacer *ujjayi* solo al inhalar, solo al exhalar o en las dos fases de la respiración, lo que te resulte cómodo y no te agite.

Aplica alguna de estas respiraciones durante la práctica. No tiene que ser desde el primer segundo, quizás solo en ciertas posturas. No mezcles los tipos *visama vritti*. Si es por la mañana y quieres terminar con un suave despertar de vitalidad, aplica 2:1 en las últimas posturas o en shavasana. Si quieres relajarte, aplicarás 1:2.

Recuerda que puedes llevarte estas herramientas fuera de la esterilla y respirar con estas ratios en cualquier momento. La respiración siempre te acompaña, deja que sea una aliada para equilibrarte y tomar perspectiva.

Muy importante: ten paciencia cuando empieces a regular tu respiración. Recuerda que has cultivado tu actual patrón de respiración durante años, y que llevará un tiempo cambiarlo.

Pero además la respiración es la puerta de entrada a la mente, y nos permite residir en el momento presente, y de eso tratamos en nuestra siguiente parada: la meditación.

Focos de atención *aka* meditación

«Recuerda, recuerda, esto es ahora, y ahora, y ahora. Vívelo, siéntelo…. Deseo ser extremadamente consciente de todo lo que damos por descontado».

· **SYLVIA PLATH** · · ·

> «El momento en que prestamos atención a algo, incluso una brizna de hierba, se convierte en un mundo misterioso, increíble, indescifrable y magnífico en sí mismo».
>
> .... HENRY MILLER ...

En yoga distinguimos concentración de meditación (*dharana* de *dhyana*). Concentrarnos, o *dharana*, es entrenar la mente para que se mantenga fija en un objeto, como puede ser la respiración, las sensaciones, una zona del cuerpo, puntos energéticos, o algo externo, como la llama de una vela, el océano, una figura, etc. Meditar, o *dhyana*, es algo que ocurre cuando nuestra atención se funde con el objeto de meditación.

En este libro nos centramos en focos donde poner nuestra atención durante las posturas, para ayudarnos a refinar nuestra atención y aumentar la concentración, y quizá… eso nos lleve al estado de meditación.

El proceso es el siguiente, tan sencillo, que te sorprenderá no haberlo hecho antes. Pero en esa sencillez reside muchas veces su dificultad:

- Lleva la atención a uno de los focos propuestos y observa sin juzgar ni analizar. Sólo observa, como el espectador de una película.
- La mente se distrae con pensamientos, sensaciones, emociones, recuerdos… No pasa nada, no te enfades, no juzgues, suelta esa distracción, puedes etiquetarla con el nombre «pensamiento» y devolver la atención al foco elegido.
- Continúa.
- La mente se distrae de nuevo. Suelta la distracción y devuelve tu atención al foco elegido. Una y otra vez. Una y otra vez.

Entrenamos de esta manera la capacidad de soltar. Muchas veces no es fácil, la mente te presentará ideas brillantes, recuerdos turbulentos, planes, etc., para seguir teniendo el control. Suelta (*vairagya*) y practica (*abhyasa*) con disciplina. Este soltar fortalecerá tu capacidad de soltar a otros niveles en tu vida cotidiana: pensamientos desagradables o en bucle, enfados, relaciones ya estancadas… Soltar, liberar, no aferrarse… ser libre.

Yoga para la calma

Es importante aclarar que no intentamos detener la mente en su pensar ni silenciar todos los pensamientos, sino dejar su cháchara en un segundo plano y que la respiración pase a un primer plano. Los pensamientos llegan y se van constantemente, la mente puede estar agitada y con miles de asuntos rondando, muy bien, pero no le prestamos atención; es como una radio que suena bajita, de fondo, mientras la atención se centra en el cuerpo o en la respiración.

La idea es que la atención se pose suavemente en aquello que elegimos como foco u hogar de nuestra atención, un refugio; la mencionada ramita en la que descansa el inquieto pájaro de la mente.

Aquí hay distintas ramitas donde apoyarte. Elige una, mantente y dale un tiempo para familiarizarte con ella, para que puedan salir las desafiantes resistencias y la oportunidad para superarlas, que es cuando se producen la transformación y el progreso.

1. Atención a la respiración: como hemos visto, es uno de los primeros pasos al aprender a meditar en distintas tradiciones y linajes. Es una conexión inmediata con el momento presente. Experimentamos de primera mano cómo la respiración viene y va; cómo nuestras emociones y pensamientos vienen y van. Nos enseña que todo es cambiante, no permanente. Pero además llevar la atención a la respiración estimula el nervio vago.

   En la respiración puedes elegir:

   - Las sensaciones del aire en la punta de la nariz (frescor, caricia, roce, hormigueo…).
   - El movimiento de la respiración en el abdomen o en distintas zonas del cuerpo, según vayas cambiando de postura. Por ejemplo, cuando redondeamos la espalda es fácil llevar la atención a cómo expande y empuja en los tejidos sobre las costillas, entre las escápulas… Pon tu atención donde notes la respiración, donde percibas bloqueos, etc.
   - Decirnos mentalmente «inhalo, inhalo…» mientras inhalamos y «exhalo, exhalo…» mientras exhalamos. Una respiración cada vez, ya sabes que cada inhalación, cada exhalación son únicas, y que están formadas por microaspectos diferentes dignos de ser observados.

En budismo se dice que la mayoría de la gente parece mirar el mundo como si estuvieran dormidos, avivando la pereza, la avaricia, el odio, la confusión, como si sus ojos estuvieran cubiertos de barro. Pero hay algunos que tienen poco polvo en los ojos… Hay una verdad que puede ser experimentada por todo aquel que mire profundamente y se entrene durante la meditación.

2 Atención a las sensaciones: Yin Yoga es una práctica basada en sensaciones, en nuestra experiencia interior, no se puede decir si lo estás haciendo bien o mal, todo depende de lo que sientas. Las sensaciones físicas son una buena ramita donde posar la atención. Cada postura te va a revelar sensaciones: ligeras, profundas, que van y vienen o concentradas en un punto, como un vendaje que se extiende, como una presión o un aleteo… y cambiarán durante los minutos que mantengamos las posturas. Empiezan en un sitio, se van transformando y terminan siendo muy distintas.

> *Mantener la atención en las sensaciones nos ayuda además a no sobrepasar nuestros límites, estar presentes, ajustar cuando sea necesario, entender nuestro rango de movimientos, qué nos limita, y a no lesionarnos.*

3 Trabajar con las emociones. Esta práctica es ideal cuando estamos pasando por un momento emocionalmente complicado: tristeza, miedo, ansiedad, ira, envidia, avaricia, pérdida de control, desilusión, disgusto, rabia, culpa, vergüenza… No las ignores y trabaja con ellas en la esterilla, fortaleciendo un trabajo que podrás poner en práctica fácilmente en cualquier momento. Es ideal para conocerte, quitar fuerza a ciertas emociones, saber qué esconden y transformarlas.

Esta técnica procede del tantra, se llama *rasa sadhana* (*rasa*: 'emoción, sabor, piel'; *sadhana*: 'práctica espiritual') y se desarrolla en seis pasos:

● *Dristha bhava*: ser consciente, testigo. En vez de reaccionar o pensar en responder, simplemente sé consciente de cómo sientes la emoción físicamente: en qué zona del cuerpo y cómo, quizá con frío, hormigueo, en la piel o más profundo, como picor, constricción, pesadez… ¿Qué efecto tiene en la respiración? ¿Y en tu estado mental?

162

- *Chetna*: reconocimiento y aceptación. En vez de dejarte arrastrar por la emoción, no pongas etiquetas como bueno, malo, agradable, alarmante, increíble, imposible… Mentalmente lo nombras. Estoy sintiendo «esto», sin aliñar la experiencia.

- *Atma vichara*: reflexión personal. Analizamos la emoción, la deshacemos para saber si hay mezcla. Quizá sea ira, pero un miedo subyazca en ella, si me está llevando a una decisión o me empuja a reaccionar y dejarme arrastrar… Deshazla en pedacitos para ver de qué está formada.

- *Hetu*: ¿de dónde viene? No podemos alejarnos de ello si no entendemos el origen. ¿Es por falta de sueño, un recuerdo, algo debido a la mente hiperactiva, algo de la imaginación, del pasado, etc.?

- *Upaya*: la terapia o práctica que elegimos para restablecer el equilibrio. Una práctica para calmar, para relajar, descansar, hablar con esa persona, un tipo de respiración, etc. La relajación *chitta prasadhna* está especialmente diseñada para purificar emocionalmente. Si hay emociones intensas, quizá sea una práctica que hacer durante cuarenta días.

- *Sadhana*: la transformación de esa emoción o devolverla al estado de paz, *shanti*, del que emergen todas las emociones (esto lleva un tiempo, no es algo que resolvamos en unos minutos).

En «Dos prácticas emocionantes» encontrarás dos sesiones en las que uno a los asanas distintos *kriyas* ('acciones' o 'limpieza' en yoga), mudras y meditaciones de la tradición del yoga. Son ejemplos de *rasa sadhana*, la manera de observar nuestro estado, analizar y transformar, disolver o fundir en *shanti* o 'paz', la emoción base de la que proceden y donde vuelven todas las emociones.

Dos prácticas emocionantes: miedo e ira

En este libro, dedicado a combatir el estrés y cultivar la calma, analizamos dos de las emociones relacionadas con la activación del SNS: lucha y huida, que en emociones primarias se relacionan con la ira y el miedo.

Trabajar con las emociones pude ser muy intenso. Descansa cuando lo necesites. Lleva tu atención a la respiración, trabaja con una ratio 1:2, y vuelve cuando te sientas lista de nuevo.

En Occidente hay muchas teorías sobre las emociones, y es un área en la que constantemente aparecen nuevos estudios y análisis, quizá porque fue un aspecto del ser humano ignorado durante siglos, y estudios recientes han demostrado su importancia. Ante todo, las emociones nos hacen humanos y nutren nuestras experiencias. Son inseparables de nuestro estado de salud y tienen efectos en nuestra conducta. Nos ayudan a procesar y comunicar lo que nos está ocurriendo, cómo una experiencia en concreto se está desenvolviendo en nuestro cuerpo. Son una herramienta que nos permite desarrollar la atención y nos trae de vuelta a nosotros mismos. Además, son la chispa para que ciertas emociones que hemos tapado durante un tiempo se expresen. Cuando las entendemos, nos podemos comunicar mejor con nosotros mismos y con los demás.

Recuerda que todas las emociones son necesarias, poderosas e importantes. La idea de suprimir o eliminar una emoción es como decirle a alguien que no respire; son parte de nuestra fisiología y psicología, nos hacen humanos. Pensemos en el miedo, por ejemplo. Es el mecanismo que nos permite ponernos a salvo, protegernos, sobrevivir. Sin él probablemente la especie no seguiría en el planeta. Pero cuando se dan en exceso o en defecto, se vuelven problemáticas. Necesitamos procesarlas de manera productiva, darles significado y cultivar la capacidad de ser fluidos, que no se queden bloqueadas. No queremos eliminarlas, lo que buscamos es pacificarlas, activarlas, calibrarlas, diluirlas para que nos ayuden a llevar una vida equilibrada.

En Yin Yoga hacemos lo que se llama «granulado emocional», que es ir deshilando la gran maraña de pensamientos, sensaciones y emociones relacionadas con lo que sentimos. En vez de contemplarlo como un conjunto de cosas abrumador, lo analizamos en detalle: temperatura, respiración, qué siento, qué pienso, qué creo, dónde lo siento… Al observarlo de esta manera, podemos saber lo que nos pasa y lidiar con ello de una manera concreta, podemos crear una resolución en vez de ser arrastrados por la reacción.

Yoga para la calma

Miedo

Bajo esta palabra encontramos distintas tonalidades: ansiedad, temor, terror, pánico, susto, recelo, espanto, fobia… Cada una de ellas genera una sensación ligeramente distinta en cuerpo, corazón y mente. Siempre recuerdo a una profesora que decía que no existen los sinónimos; cada palabra, aunque de significado parecido a otra, tiene una pincelada que puede ser muy sutil pero que establece una diferencia. Es importante reconocer estas pinceladas, porque así sabremos mejor qué hacer en cada caso. El miedo es una emoción primaria relacionada con la supervivencia, por lo tanto muy necesaria ya que nos mantiene a salvo. El problema es cuando se vuelve crónico.

En cuanto recibimos un estímulo, se transforma en sensaciones que pueden tomar dos caminos distintos:

- *Camino corto:* desciende a la amígdala, que identifica si es importante para la supervivencia con ayuda del hipocampo, que compara la experiencia con hechos del pasado. Si la considera una amenaza, manda un mensaje al hipotálamo y en menos de un segundo el corazón se acelera, sudamos, la respiración se vuelve más superficial… todas esas respuestas que vimos del SNS generadas por las hormonas del estrés y que nos preparan para luchar o huir. No hay tiempo para pensar, sólo para actuar. Son esas veces en que nos hemos movido para ponernos a salvo antes de que fuéramos conscientes del peligro, ya que la información no había llegado todavía a la corteza cerebral.

  Por ejemplo, vas conduciendo y das un volantazo porque has visto algo en la carretera. Antes de ser consciente (corteza cerebral) de que has visto algo, ya te habías apartado de ello. Aquí se encuentran todos los movimientos reflejos.

- *Camino largo:* la información llega a la corteza cerebral, también llamada «cerebro ejecutivo», que analiza la situación y valora si es necesario actuar. La información llega aquí después que a la amígdala, por lo que tarda unos milisegundos más, y proporciona una respuesta en vez de una reacción.

Pero si el miedo se vuelve crónico, nuestro cuerpo y mente están constantemente sintiendo amenazas. El eje HPA (hipotalámico-pituitario-adrenal) es activado por nuestros pensamientos y depende de nuestra interpretación. Este eje establece la relación entre hipotálamo, pituitaria y adrenales en la segregación de cortisol. Si la amígdala considera que hay una amenaza, manda un mensaje al hipotálamo, que descarga CRH (hormona corticotropina), que activa la pituitaria, que a su vez libera en la sangre ACTH (hormona adrenocorticotropa), que estimula la corteza adrenal, que descarga cortisol, adrenalina y noradrenalina (conocidas como «hormonas del estrés»). El problema del cortisol es que permanece tiempo en el cuerpo y tiene implicaciones a largo plazo, especialmente en el sistema nervioso. La cantidad de cortisol en un cuerpo sano y relajado fluctúa a lo largo del día, pero con estrés este ritmo cambia. Cuando este sistema HPA está crónicamente activado, no se corta el ciclo del cortisol, que sigue dando al cuerpo la señal de activación, el eje no se detiene y se sigue emitiendo cortisol. Un bucle infinito.

> *La palabra en sánscrito para miedo es* bhayanaka, *que significa 'estar lleno, hasta el borde, de la sensación incómoda y enfermiza del miedo, terror, espanto'.*

De manera que el miedo ocupa y llena todo el cuerpo y la mente, y no puede ser más acertada porque si visualizamos una situación que nos genere miedo, lo notarás expresarse claramente en sensaciones físicas y la mente será absorbida por él sin dejar espacio a nada más.

Las emociones que contrarrestan el miedo son la valentía, la calma, el amor y la felicidad. Podemos cultivarlas, llamar a nuestros seres queridos, sentir su apoyo, hacer una práctica de Yin Yoga que cultive la calma y otra manera de respirar más profunda (recuerda que con el SNS activo la respiración es superficial), nos ayude a relativizar, rebuscar en nuestro interior y apelar a nuestras agallas.

PRÁCTICA PARA EL MIEDO/ANSIEDAD

Paso 1: en shavasana lo primero es reconocer la emoción, sus tonalidades, observarla intentando descomponerla en distintas partes para así contemplarla con la máxima objetividad.

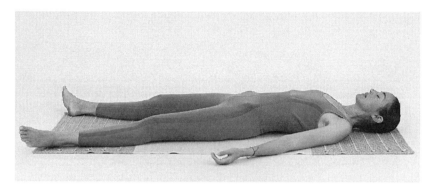

Paso 2: respiración *sama vritti* (1:1), tomando 5-8 respiraciones en:

- Diafragma pélvico.
- Diafragma torácico.
- Diafragma clavicular.

Podemos apoyar las manos suavemente en cada una de estas tres áreas.

- Makarasana (3 mins.) con tres rondas de ashwini mudra.

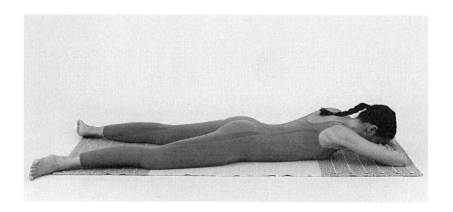

Diseña tu práctica

Piensa en los temores que has superado con reflexión, conversación, apoyo de otras personas, coraje, redirigiendo tus pensamientos.

● Apertura pectoral (2 mins. cada lado).

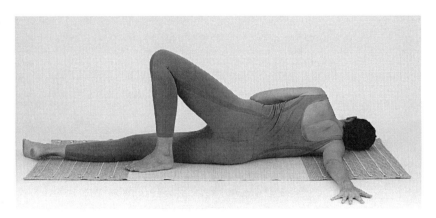

● Anantasana o Maja (3 mins. cada lado).

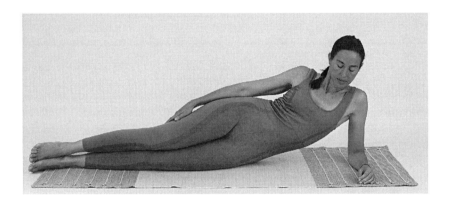

● Dragón (4 mins. por lado) con tres rondas de simha mudra.

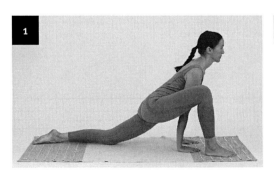

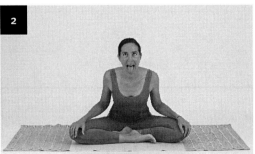

Yoga para la calma

● Oruga (3-5 mins.).

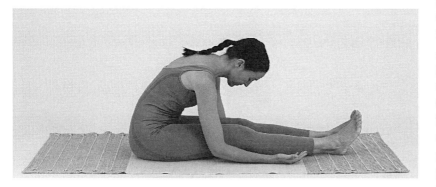

¿Qué persona/s te proporcionan un estado de calma inmediato, relajación, protección? ¿Te sientes a salvo en su presencia? (pueden ser del presente o pertenecer al pasado, y puede ser también alguien que no conozcas personalmente pero cuya imagen te proporciona relajación, aceptación incondicional).

● Torsión dos piernas (4 mins. cada lado).

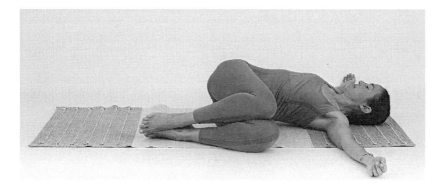

● Mustika mudra.

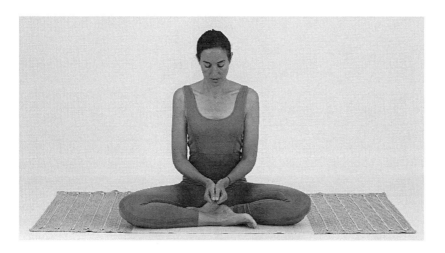

¿Qué te genera ansiedad? ¿Qué herramientas tienes para contrarrestar la ansiedad? ¿Sabes reconocer las señales cuando estás entrando en un ciclo de estrés-ansiedad? ¿Qué ocurre en tu cuerpo?

● Relajación en shavasana o variantes. Purificación emocional.

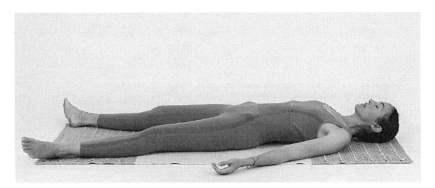

● Meditación atma lingam dhyana (llama de la cueva del corazón + mantra shanti). En sidhasana o postura cómoda para meditar.

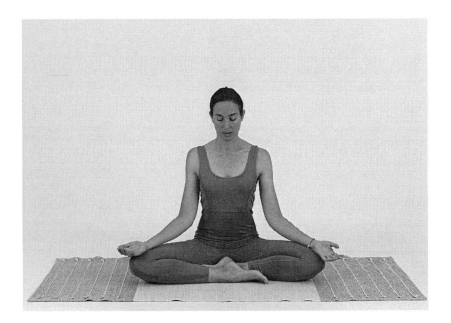

Una última reflexión de Tess Guinery: «¿Quizá ya no sentimos miedo, quizá solo sentimos una obligación por nuestros temores?».

Yoga para la calma

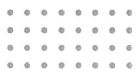

Ira

Al igual que el miedo, es una emoción primaria, y podemos matizar distintos tipos:

- Ira que se transforma en agresión.
- Ira que no expresamos y se transforma en preocupación, ansiedad.
- Ira bloqueada que afecta a nuestro comportamiento y salud.
- La que expresamos defendiendo ciertas ideas o con acciones adecuadas.
- La que deviene en obsesión.

Biológicamente tiene un recorrido similar al miedo y, al igual que este, la primera chispa de ira enciende la amígdala, que activa el sistema de estrés del cuerpo a través del eje HPA que ya hemos visto. Este cambio químico, con las hormonas del estrés, produce la respuesta fisiológica del SNS: ritmo cardíaco acelerado, boca seca, ojos abiertos, respiración agitada, etc.

En la ira el cortisol tiene un papel destacado, pues la fuerte descarga del mismo hace que digamos cosas de las que luego nos arrepentimos, perdamos el hilo de la discusión y, si la ira se convierte en nuestro estado de ánimo habitual, puede conducir a un alto nivel de cortisol en sangre, que provoca a nivel mental:

- Pérdida de neuronas en la corteza prefrontal (el vigilante o centro de control), lo que hace que no tomemos buenas decisiones ni evaluemos imparcialmente las situaciones.
- Demasiado cortisol en el hipocampo, que destruye las neuronas y previene que se generen nuevas, lo que afecta a la memoria a corto plazo y que se formen nuevos recuerdos con precisión.
- Disminución de serotonina, lo que hace que nos enfurezcamos más frecuentemente, que actuemos de manera agresiva y nos sintamos deprimidos.

> **Analiza:** ¿qué situaciones te hacen sentir ira, furia o rabia? ¿Las recuerdas de manera imparcial o como deseas recordarlas? Deshazlas en pedacitos para descubrir qué aspectos de esas situaciones son los que la generan.

¿Qué partes de ti ves en la persona que genera esa ira? ¿Qué conversación estás evitando sobre ti misma? ¿Se debe a alguna sensación o concepto que tengas asumido? ¿Cómo se expresa en tu cuerpo, en tu respiración, dónde notas tu energía acumularse?

Pero además impacta negativamente en nuestro cuerpo y puede producir:

- Dolor de cabeza y migrañas, más posibilidades de ataque al corazón o infartos.
- Aumento del ritmo cardíaco, presión sanguínea, niveles de glucosa…
- Bajada del ritmo del metabolismo.
- Descenso de la función tiroidea.
- Menor densidad ósea.
- Menor flujo sanguíneo en el sistema digestivo.
- Mayores probabilidades de desarrollar cáncer.

Una vez que ha pasado el impacto de la ira, esta sigue afectando a nuestro cuerpo. Cuanto más enfadados, mayor carga hormonal circulando, y por eso es importante reconocer cuándo estamos enfadados y dar distintos pasos para calmar esta poderosa emoción.

> *La palabra en sánscrito para ira es* raudra, *que se puede traducir como 'fuego o fricción que genera gritos, aullidos, llanto'.*

Hay emociones que calman la ira, como el amor, la felicidad o la curiosidad. Cultívalas en Yin Yoga, practica con mirada de principiante, con asombro por cada sensación, respiración, esa sensación de maravillarnos.

La gran diferencia entre miedo e ira es que en la ira tenemos control, podemos elegir si respondemos y cómo. Mientras sentimos la emoción y comienza el ciclo HPA, al mismo tiempo hay un sistema de frenado en la corteza prefrontal, la parte del cerebro ejecutiva, de razonamiento y análisis, que puede detener el ciclo. Podemos recuperar la compostura y dar una respuesta si es necesario sin agravar el ciclo de estrés en nuestro cuerpo.

La práctica de Yin pone de manifiesto enseguida si la ira es una de nuestras respuestas habituales ante los cambios, molestias, ciertas sensaciones… Enseguida va a salir a la luz, pero enfadarte en una postura pasiva sobre una esterilla de yoga sola en tu habitación es una situación hilarante, ¿a quién vas a gritarle? ¿Te vas a levantar y marcharte? En ese caso, cuando tras unos instantes, recuperada la calma, te miras en el espejo desconcertada… ¿entonces qué?

De manera que aprendamos a mantenernos en la esterilla y dejar que nos atraviese la tormenta emocional con sus miles de sensaciones, esos noventa segundos en los que observas cómo tu cuerpo quiere salir corriendo, moverse (¿recuerdas que emoción es energía en movimiento? En la ira se percibe claramente). Analizas y deshaces en pequeños fragmentos: dónde lo sientes, cómo, de qué viene acompañada (juicios, críticas, rabia, etc.). Puedes desarrollar y mantenerte en la mente que observa —en yoga la llamamos «mente *buddhi*», en Occidente «corteza prefrontal» (la zona del cerebro justo encima de los ojos)—, y que fortalecemos con la práctica de *mindfulness,* nombrando las sensaciones, etiquetándolas: «Esto es ira, mira cómo viene arrasadora», a la par que desciende la actividad en el sistema límbico o emocional, en el centro del cerebro.

Es una práctica muy poderosa y clave en Yin Yoga, porque tarde o temprano te vas a enfadar en la esterilla, te vas a frustrar, y vas a poder mirar esta emoción cara a cara y reprogramar tu respuesta, manteniéndote en calma; algo que se irá instalando por defecto en tu sistema, y podrás volver a este espacio cuando una situación lejos de la esterilla quiera encender este fuego.

Pero además podemos practicar estas técnicas cuando notemos ira:

- Respirar por el orificio nasal pasivo. Cuando te notes lleno de ira, chequea cuál es tu orificio nasal dominante y respira por el pasivo hasta que notes calma.
- Alargar la exhalación.
- Poner las palmas de las manos hacia arriba apoyadas en las piernas, o dejar que las palmas apunten al frente si estás de pie.
- Agitar las extremidades, deshaciéndote de cualquier emoción agresiva o iracunda.

¿Qué herramientas tienes para calmarte? ¿Hay situaciones en las que hayas logrado calmarte con ellas? ¿Te reconoces en momentos de ira en los que después te arrepientes de lo que has dicho o has perdido el hilo de la conversación?

¿Qué personas traen ese espacio de calma interior, de estabilidad, de no alterarse por las circunstancias, y que son un referente para ti?

PRÁCTICAS PARA LA IRA

- *Balasana*: observa sensaciones sin etiquetar, con mirada de principiante y asombro.

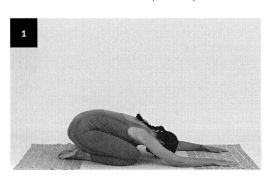

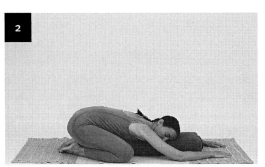

- *Gomukhasana* o nudo de zapato lateral (4 mins. cada lado).

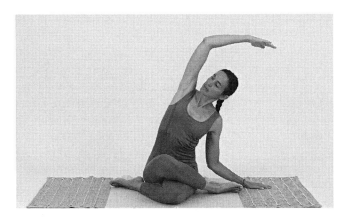

- Mariposa (3-5 mins.).

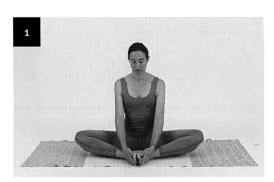

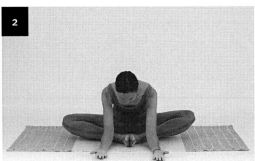

Yoga para la calma

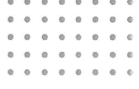

● *Toe squat* (1-4 mins.).

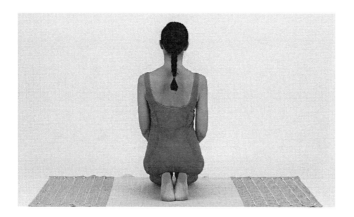

● Cruce de brazos (2-3 mins.).

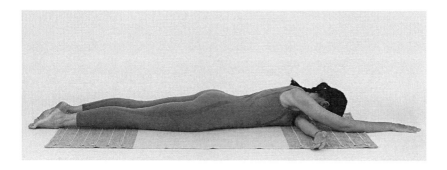

● Bebé feliz o *ananda balasana* (4 mins.).

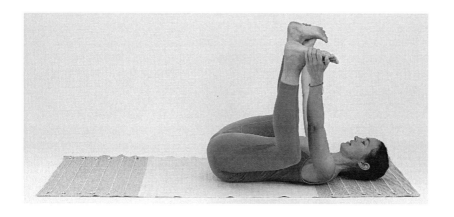

● Esfinge con *bhujangi mudra* (3-5 mins.).

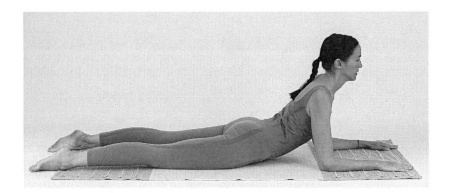

● Relajación (con respiración visama vritti 1:2).

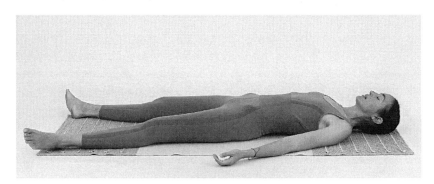

● *Shanta mudra* en shavasana o *siddhasana/sukhasana*.

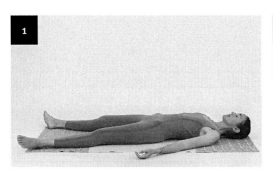

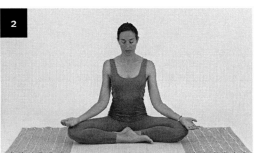

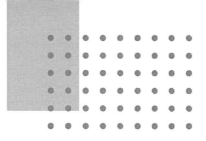

Capítulo 8

Contemplaciones para la práctica

«No es necesario que salgas de casa. Quédate en tu mesa y escucha. Ni siquiera escuches, espera solamente. Ni siquiera esperes, quédate completamente solo y en silencio. El mundo llegará a ti para hacerse desenmascarar, no puede dejar de hacerlo, se prosternará extático a tus pies».

.... FRANZ KAFKA ...

Aquí vienen recogidas ideas, frases, inspiración que pueden guiar nuestra práctica. Cada una de mis clases siempre lleva pinceladas de un tema, algo a lo que llevar la atención, tener en cuenta o reflexionar, como pequeñas semillas que plantamos durante las posturas, dejando que infundan nuestras neuronas y tejidos. Son la parte que más gusta, cuando durante el fuego de la práctica una frase refresca tu intención, te habla directamente al corazón y sientes esa verdad o reflexión como tuya. Esas ocasiones en las que dices: «Esto lo había pensado o sentido antes». Y quizá ni siquiera has «sido consciente» o no le habías dado importancia, pero cuando lo oyes de labios de Kafka o John O'Donohue o Iribarren tan bonita y sencillamente expuesta, todo tu cuerpo siente la efervescencia del reconocimiento. Te sientes escuchada, en conexión, comprendida (sobre todo por ti misma).

Es cierto que son más efectivas cuando te las dicen en momentos clave durante la práctica, en vez de tener que leerlas, pero si eres profesor, úsalas para inspirarte e inspirar en tus clases, y si eres practicante, léelas al terminar o cuando gustes. Te permiten trabajar y explorar un tema concreto, fusionar el movimiento de tu cuerpo con chispas de iluminación en la mente, ya hemos visto el poder de esta mezcla. Da una nueva dimensión a lo que experimentamos en la esterilla, poniendo poesía a vivencias que no podíamos ni articular, llenando hasta los momentos más difíciles de infinita belleza.

Soltar

«Nunca he conocido a una persona que intente controlar a alguien o todo para estar feliz o contento. Microcontrolar, etiquetar, perfección y expectativas estrictas deberían ser encerrados en las pequeñas celdas en las que colocan y atrapan a las personas que son sobrecogidas por ellos.

Llegamos a este mundo como energía, igual que las estrellas, vida salvaje, viento y océano. Desordenadas, puras y continuamente perfectas en nuestro caos. Suelta la necesidad de control, y entrégate a tu propio ritmo natural, tan expansivo, aceptando y abierto a las nuevas circunstancias y situaciones como el mismo aire. Así es como fluyes. Así es como creces».

.... VICTORIA ERIKSON ...

A estas alturas, ya estamos más que familiarizados con el sutra 1.12, donde Patanjali define las claves de la práctica de yoga: *abhyasa* y *vairagya*, 'práctica' y 'desapego'.

Nuestra práctica debe ser un constante hacer y un constante soltar para que pueda avanzar. La vida es un constante ejemplo de *abhyasa* y *vairagya*: hay nacimiento y muerte, inhalación y exhalación, no puedo dar un paso (*abhyasa*) sin dejar el suelo tras de mí (*vairagya*).

Pero además soltamos mentalmente durante las posturas: los pensamientos, identificaciones, juicios... Esto nos entrena, conectando ciertos caminos neuronales, para poder soltar con más facilidad ante cualquier circunstancia.

Yoga para la calma

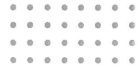

Pensar en rendirnos puede asustarnos: ¿ante qué me rindo? Si suelto (mi estado defensivo, ira ante cierta situación o persona), ¿qué me pasará? ¿Cómo me protegeré? ¿Cómo me aseguro de conseguir lo que necesito? ¿Cómo sabré quién soy?

Estas son las preguntas que nos esperan tras cada una de estas prácticas, y que quizá traen todas esas resistencias e incomodidades, porque nos muestran que la sensación de control que luchamos por mantener es una ilusión.

Los Vedas *nos dicen que confiemos en nuestra experiencia. Tenemos que rendirnos para poder sentir su poder.*

Enfoca tu práctica en rendirte. Suelta la necesidad de que este momento sea distinto a como es, suelta el futuro, suelta el pasado, acepta cualquier sensación desagradable y entiende la no permanencia, todo llega y desaparece… No agarramos ni nos aferramos a nada; cuando lo hacemos, sufrimos. Simplemente suéltalo, deja que toda tu práctica consista en liberar, soltar.

Cuando lo haces y percibes ese no deseo y ese no aferrarse, percibes chispas de nirvana: momentos donde no hay sufrimiento, sino libertad. *Nirvana* es un término relacionado con la cocina en la India. Significa 'apartar lo cocinado del fuego, enfriar'. Un espacio donde no estás «quemado» por tensiones, miedos ni apegos.

> **«…deja que la cosas sigan su curso natural.**
>
> **Y entonces tu mente se volverá tan tranquila como un lago en calma del bosque.**
>
> **Todo tipo de animales maravillosos y extraños vendrán a beber de este lago,**
>
> **Y verás claramente la naturaleza de las cosas.**
>
> **Verás muchas cosas maravillosas venir y marcharse, pero estarás en calma. Esta es la felicidad de Buda».**
>
> **. . . . . ACHAAN CHAH ...**

Contemplaciones para la práctica

Volver

> «Es un hecho extraño y maravilloso estar aquí, caminando dentro de un cuerpo, tener todo un mundo dentro de ti y un mundo en la yema de los dedos fuera de ti. Es un gran privilegio y es increíble que los humanos consigamos olvidar el milagro de estar aquí. Rilke dijo: "Estar aquí es demasiado". Es extraño cómo la realidad social puede atenuarnos y adormecernos tanto, que la maravilla mística de nuestras vidas pasa totalmente desapercibida. Estamos aquí. Somos salvaje y peligrosamente libres».
>
> .... JOHN O'DONOHUE ...

Cuando estés especialmente distraído o hayas perdido el interés por la meditación:

- No te vayas.
- No te vayas, quédate aquí…
- Pasa un coche, la delicia del sonido.
- Pasa un pensamiento, la delicia de la consciencia.

Todo lo que aparezca, quédate aquí, vamos a verlo. Todo pasa, todo está hecho de todo. Lo sientes y lo dejas estar.

Observa al punto que hasta las distracciones de la mente son un deleite, que la no permanencia es un bonito estado de la realidad. Lo que aparece, me deleito en ello; lo que pasa, lo permito (respiración, sensaciones, pensamientos). Ecuanimidad: lo que aparece, aparece, lo que se va, se va, todo es no permanente.

> **Deleite:** *absorción en el momento presente.*
> **Ecuanimidad:** *liberar lo que ha sido.*

Si percibes que estás distraído una vez más… Vuelve, conecta, sostén, a veces es tan simple como tolerar lo incómodo, otras tan simple como animar a tu mente y corazón a dejar ir incluso aunque no te sientas preparado.

Yoga para la calma

Despacio

«No sucede nada, no temas.

Solo es el tiempo».

· IRIBARREN · · ·

«Una propuesta para nuestros tiempos rápidos es ir despacio. Despacio, poco a poco, constantemente. Porque no tener tiempo es como no tener nada. Y porque ir despacio no significa no llegar, sino llegar de la mejor manera posible, elegir hacer pocas cosas, que es una buena manera de hacer alguna de verdad.

(...)

Despacio no quiere decir lento. Es más bien el límite entre lo rápido y lo lento. Un lugar donde puedes estar sin estar del todo. Donde puedes sentir las energías de los lugares. Y a los dioses que habitan en ellos.

Despacio, la vista fija la atención en los matices, en lo que no se ve si no se mira, que es lo que más importa. Se puede, a la vez, escuchar, oler, sentir los cambios de temperatura o la caricia del viento. Despacio como el calor que proyecta el sol durante su movimiento, despacio.

Ir despacio, hacer despacio, aprender despacio, moverse despacio, pensar despacio, escuchar despacio, sentir despacio...».

· · · · · *PENSAR CON LAS MANOS*, ALBERTO CAMPO BAEZA · · ·

Como un juego. Muévete a cámara lenta. Invierte diez, quince, veinte segundos más en entrar en cada una de las posturas, deléitate, observa cómo cada parte, hecha pedacitos, es en sí una práctica, un mundo, una experiencia.

Visualiza tu entrada en la próxima postura pero sin moverte; esto prepara el cuerpo y la mente, es una manera de invocar nuestra energía o *shakti*. A continuación, te mueves desde la postura neutra hacia el asana. Nota el movimiento ascendente de la energía en tu interior.

Mantente en la postura, en el centro de ella. No es un centro espacial, es donde tú sientes ese centro. Deja que la mente esté en calma, relajada, libera toda la tensión desde la coronilla a los dedos de pies y manos, como una oleada. Nota el efecto de la postura en todo el cuerpo y cómo, atravesando capas, afecta a la respiración, a la mente, al estado de ánimo…

Libera poco a poco la postura y vuelve a una posición neutra. Relájate, observa el movimiento de energía, digiere la experiencia, deja que la respiración, la mente y el cuerpo se recuperen. No hay prisa. Observa qué efectos ha tenido, contempla, reflexiona.

Son las seis fases de un asana en la práctica de yoga, y familiarizarnos con ellas en Yin nos permite poder aplicarlas fácilmente en otros estilos. Todas estas tonalidades se pierden si nos movemos de manera robótica, rápida, sin pensar.

«Cuanto más rápido vas, más estrés para los sentidos, más fallan en recibir, cuanta más confusión deben tolerar o los arrasa, más tiempo necesitamos para detener la mente en la presencia de algo».

.... WENDELL BARRY ...

Silencio

«…lo necesitamos para equilibrarnos, para vaciar nuestro cerebro. Solo recibir información te hace incapaz de moverte».

.... RYUICHI SAKAMOTO ...

«El 2 % de la mente es pensamiento. El 98 % es la verdad en ti: silencio».

.... DAVID R. HAWKINS ...

Yoga para la calma

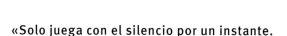

«Solo juega con el silencio por un instante.

En vez de usarlo como expectación, anticipación, esperando que algo ocurra, dale la vuelta y solo mantente con él. ¿Estás realmente aquí o solo estás esperando lo próximo?

Es interesante ver nuestra relación con los tiempos; si estamos siempre entre lo que acaba de pasar y lo siguiente, o si podemos solo estar aquí y ahora.

Así que encuentra tu manera de estar aquí. Si te sientes nervioso, simplemente observa esa agitación. Si tienes calor, sé el calor. Si tienes frío, sé el frío. Si estás completamente lleno, sé completamente lleno. Sé eso, lo que quiera que sea, pero ponlo en el contexto de un espacio de silencio, porque hay un secreto en él, y merece la pena jugar con ello.

(Hay un lugar en nuestro interior...) en el que y desde el que podemos apreciar la belleza de la vida. Donde podemos tener ecuanimidad, y calidad de presencia y el silencio de la paz.

(...) Imagina un mandala o una flor y piensa en su centro y en cómo todos los pétalos salen desde el centro mientras el centro de la flor está completamente quieto, y piensa en todos los pétalos como movimiento, energía y cambio, pero el centro está quieto.

¿Dónde está tu centro?».

· RAM DASS · · ·

Observa el silencio en la práctica a muchos niveles. Silencio entre pensamientos. Silencio entre dos respiraciones, ese silencio expectante como cuando entras en un bosque. Aprende a identificarte con ese estado de silencio en vez de con todos los pensamientos que surcan la mente, por muy interesantes que sean.

En el silencio eres capaz de escuchar la música de la vida atravesándote. Escucha el sonido de la respiración, del tráfico en el exterior, el viento en los árboles, y deja que te guíe a tu próxima acción en vez de intentar descubrir cuál será.

Dedica tiempo a estar en SILENCIO. No unos segundos, sino lo suficiente para ver qué sale a la superficie. Porque van a salir cosas. Y cuando lo hagan, recuerda que tienes opción. ¿Puedes mantenerte en calma en ese espacio de fricción? ¿Puedes mantenerte honesta y con confianza? ¿Puedes mantenerte estable en medio de la tristeza, el amor, la pérdida, la euforia o cualquier otra experiencia humana que se presente?

Y vuelve al silencio. Lo inunda todo, está detrás de todo sonido, sosteniéndolo, abrazándolo. Búscalo, encuéntralo, a veces es como un zorrillo asustado, en cuanto quieres apresarlo sale corriendo. No intentes cogerlo, quédate a su lado.

No pongas etiquetas a los sonidos o pensamientos. Son vibraciones: si las nombras, te alejan del silencio. Empezarás a reconocerlo y encontrarlo en tu vida cotidiana.

Menos hacer, más SER

«Cuando abres tus sentidos y te vuelves receptivo a cada cosa que estás sintiendo, comienzas a notar que tu cuerpo está lleno de una viveza vibrante».

. . . . **WILLA BLYTHE BAKER** . . .

Observa la sensación y no separes la cabeza del cuerpo. No la veas con el yo de la mente, como si el cuerpo fuera un objeto. Desciende desde la cabeza y fúndete con las sensaciones físicas. Cuando estamos en la mente, la vida se percibe como en una nebulosa, como a través de un cristal sucio. Cuando desciendes al cuerpo todo adquiere brillo, claridad, vida. Todo tú eres uno, ya no hay divisiones, diferencias ni jerarquías. Sólo sientes las sensaciones, realmente vives y el tiempo se detiene.

Yoga para la calma

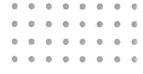

Suaviza

«Está oscuro porque te estás esforzando demasiado.
Ligeramente, criatura, ligeramente. Aprende a hacer
todo ligeramente. Sí, siente ligeramente aunque
sientas profundamente. Solo deja que ligeramente
las cosas sucedan y ligeramente enfréntalas. Yo era
tan absurdamente serio en esos días… Ligeramente,
ligeramente —es el mejor consejo que jamás me
dieron. Así que tira tu equipaje y avanza. Estás
rodeada de arenas movedizas, que te tiran de los pies,
tratando de hundirte en el miedo, la autocompasión
y la desesperación. Por eso debes caminar con tanta
suavidad….de puntillas y sin equipaje…completamente
sin cargas».

. . . . ALDOUS HUXLEY . . .

Relaja todo el cuerpo, bárrelo suavemente con tu atención, la relajación no es posible si estás tensa. Relaja la mente, suelta el firme agarre a tu identidad, a la necesidad de controlar las cosas, de decidir lo que va a pasar. Suelta ese equipaje.

Flota con las sensaciones: te darás cuenta de que no piensas en nada. Esto asusta porque nos alejamos del yo y ¿quién soy sin mis gustos, mi nombre, mis aversiones, miedos, cualidades? Pero la meditación es un espacio donde no hay palabras y no hay identidad. Tienes que soltar, no queda otra, y tu práctica se dará la vuelta como una orquídea y te mostrará un lugar maravilloso.

«Tu identidad no es lo mismo que tu biografía. Hay un lugar
en tu interior donde nunca has sido herido… donde hay una
continuidad en ti, y donde hay confianza y tranquilidad. La
intención de rezar y la espiritualidad y el amor son ahora y
siempre visitar este santuario interior».

. . . . JOHN O'DONOHUE. . . .

Tiempo

«Eres como arena que con el tiempo cambia de forma, dando lugar a nuevos paisajes: una nueva duna, una pequeña colina, una suave hendidura... Y esto no sucede en un barrido brusco, sino en un lento y silencioso ondular.

Atraviesa grandes extensiones sobre sí misma en gránulos imperceptibles, llevados por el viento y la lluvia hasta que con el tiempo se establece una nueva forma. Y otra y otra, reflejando y alterando lo que hay alrededor. Más rápido que el tiempo geológico, más lento que nuestra paciencia.

A veces hay que alejarse, a menudo durante un largo tiempo, para percibir esas nuevas formas, no vemos cómo ocurre mientras los gránulos se mueven. Lleva tiempo. Incluso entre los extremos más lejanos del ser, pero aún contenidos en el paisaje de nuestro cuerpo.

Así es también en nuestras células, nervios, sinopsis, pliegues. No nos damos cuenta de cómo se potencian y recolocan, pero esto no significa que no suceda.

Sé amable con tus capas y abismos. Suave mientras atraviesas tus grandes distancias. Encuentra el cambio no en los cambios en sí, sino en la manera en la que das lugar a una nueva forma, invisible a cada paso».

.... ALLIE MIDDLETON ...

Expectativas

«Solo estoy perdida si voy a un sitio en particular».

.... MEGAN SCRIBNER ...

Cuando queremos llegar a cierta situación en un momento concreto, nos sentimos perdidos y en los márgenes de donde se supone que tendríamos que estar.

Yoga para la calma

Cuanto más estrechamos nuestra intención, más crece la sensación de llegar tarde, quedarnos atrás y perdidos. En cuanto marcamos un objetivo o destino, nos apegamos a ello de manera innecesaria.

Pero cuanto más ampliamos nuestro «diseño», más tenemos la sensación de descubrimiento, liberamos la necesidad de llegar a un sitio concreto y perdemos el peso de estar perdidos.

Y es más allá de la necesidad de llegar y del miedo a no llegar cuando el verdadero viaje comienza. Suelta las expectativas de cómo se te ve, cómo deberías sentirte, cómo tendría que ser este momento. Sin diseños, solo recibiendo. Recoge los ojos hacia el centro de la cabeza, tu atención hacia la zona posterior del cuerpo, como un imán. Observa cómo no te precipitas hacia lo próximo sino que te mantienes en el ahora, recibiendo.

La sagrada pausa

«Entre el estímulo y la respuesta hay un espacio. En ese espacio está nuestro poder de elegir una respuesta.
En nuestra respuesta residen nuestro crecimiento y libertad».

· VIKTOR FRANKL · · ·

El mar en calma entre ola y ola, el *stop* en un cruce, la siesta en mitad del día, el vacío antes de una inhalación, la luna nueva, la pausa expectante, la luz de una vela en medio del apagón, los días de vacaciones en medio del torbellino diario, un cambio repentino de planes, o simplemente alzar la mirada de aquello que normalmente capta tu atención…

Nos permiten ver.

Responder y no reaccionar. Es entonces cuando actuamos con libertad.

La relajación física, la regulación de la respiración y la observación de la mente generan una poderosa mezcla que permite mirar al interior sin juicios. Cuando estamos realmente presentes no tenemos que arreglar lo que vemos. No sentimos la urgencia de estar en algún sitio diferente del que estamos.

Una vez en la postura, cada vez que te distraes, tienes la disciplina de soltar la distracción sin juzgar, ni enfadarte (y aquí reside la clave, no te enfadas sino que cultivas compasión). Soltar te va a permitir entrenar la capacidad de soltar también en tu vida cotidiana, no engancharte a relaciones tóxicas, a diálogos hirientes y poco productivos, a actitudes (tener la última palabra), a estados emocionales (enfado, ira, etc.)… Sagrada pausa que te permite ver qué está pasando, que te proporciona los milisegundos mágicos en los que observas desde fuera, conectas con la mente testigo y decides actuar de cierta manera.

Y sueltas el enfado, sueltas tu patrón actual de comportamiento, sueltas ese agarrarte a tener razón… Simplemente sueltas, y no te cuesta tanto porque… ya estás entrenada en el arte de soltar, es lo que haces en la esterilla varias veces por semana. Lo consigues soltando la distracción que te propone la mente y devolviendo la atención a tu foco elegido de atención. Sin más.

Pero es que además cultivas compasión, lo primero por ti misma antes de empezar a ofrecerla a los demás. No es egoísmo, es que así es el proceso, como cultivas la compasión, sin enfadarte, entrenando la amistad o el cariño incondicional por tu mente, que se distrae, que quiere ser la protagonista, que te saca del estado de meditación o te aleja de tu foco de atención una y otra vez.

En cuanto surjan emociones intensas, en forma de pensamientos, incomodidad, ganas de huir, rabia… no te vayas. Espera. Observa. Recuerda los noventa segundos que tarda una emoción en atravesar tu cuerpo. Mantente. Esto engranará tu capacidad para observar tus respuestas y actitudes. Te ves desde fuera. Generas espacio para que pasen los segundos, poder ver con distancia y encontrar otras respuestas posibles. Esto te da libertad, la de responder en vez de reaccionar como un animalillo asustado.

Decides qué vas a hacer, no te dejas llevar por los condicionamientos. Empiezas a surcar nuevos caminos neuronales, a cambiar las respuestas «por defecto».

Yoga para la calma

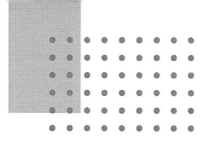

Capítulo 9

Secuencias

Estas prácticas, que combinan posturas respiración, relajación, etc., están especialmente diseñadas para conseguir objetivos concretos. Las posturas, según el efecto en la columna, tienen un impacto en nuestro estado de ánimo, respiración, energía. Observa las zonas donde deben estar las sensaciones y las zonas de atención, allí donde no tenemos que sentir nada porque son áreas que por la posición del cuerpo pueden estar siendo comprimidas o estresadas y puede generarse con el tiempo una lesión. Muchas veces ambas coinciden. Ahí entran de nuevo nuestra capacidad de percepción y atención y la importancia de las sensaciones, que notes estimulación pero no demasiado intensa, y nunca dolor. También observación, cómo te sientes después de la práctica.

Doy ideas de *props* o material de yoga, que por supuesto puedes hacer en casa con mantas, cojines... No te frenes porque no tenga el sello de una marca de yoga. Apoya el cuerpo y las zonas que desees; cuando el hueso está sostenido, los músculos se relajan con más facilidad. Otras veces te gustará la sensación de estar «colgando» en la postura. Todo es correcto. Elimina los conceptos de bien o mal, lo importante es cómo lo sientas y esa es la única verdad hoy. Nuestro cuerpo cambia constantemente, no te quedes estancado en cómo haces una postura, quizá mañana sea distinto; ve a tu práctica cada día como si fuera la primera vez y respeta tus límites, sabiendo que no solo los hay físicos sino también emocionales. Y recuerda que si una postura no se adapta o no sienta bien a tu cuerpo, no la hagas, puedes hacerla mentalmente desde una posición neutra. No hay magia por forzar tu cuerpo, la magia reside en nuestra atención.

INFO

Aclaración de conceptos para las secuencias

En estas secuencias se habla de términos como *target area* o *bandera roja*.
A partir de la página 233 se puede encontrar más información.

Secuencia para la ansiedad

- Tumbada en shavasana o variantes: observa el movimiento del abdomen elevarse y descender con la respiración.
- Chequeo inicial: cómo es la respiración, sensaciones físicas, el estado de la mente, emociones destacadas.
- Respira primero en pecho y espalda superior y exhala, y zona inferior del abdomen ligeramente hacia adentro.

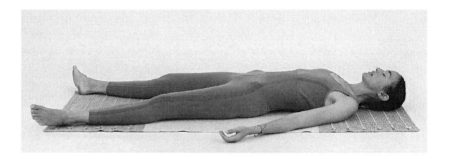

Chakravakasana 4:4.

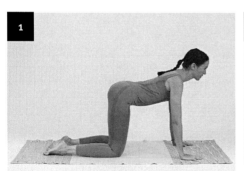
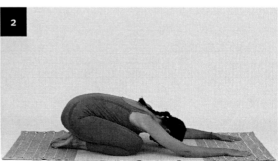

- Goasana y balasana, al fluir entre estas dos posturas lo llamamos chakravakasana. Inhala y ve a gatas o goasana, y exhalando ve hacia balasana redondeando la columna lumbar y llevando la barbilla hacia adentro. Profundiza en tu respiración, fluye con el movimiento.

- Seis o siete repeticiones.

Uttanasana o colgado.

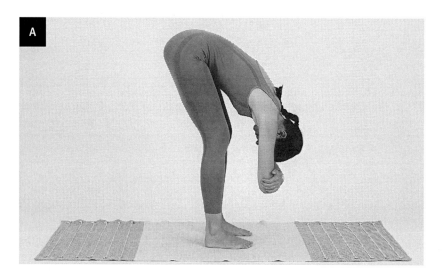

- Con la respiración inhalas en 4, retienes 1 tiempo, exhalas en 4 (ajusta a tu capacidad) (imagen A).
- Dobla las rodillas si lo necesitas, apoya las manos en una silla o unos bloques si lo deseas. Suelta el peso de la cabeza y nota esa sensación de tracción entre las vértebras de la columna. Puedes dejar los brazos colgando y estirados o sujetar los codos como en la imagen. Equilibra el peso del cuerpo en el centro de la planta de los pies, no colapses, no aprietes los dedos contra el suelo.
- *Target area*: isquiotibiales y columna, toda la línea fascial de la zona posterior del cuerpo.
- Bandera roja: isquiotibiales.
- Tiempo: tres minutos.
- Precaución: presión sanguínea alta, problemas cardíacos (puedes hacerla sentada en oruga, ver imagen B).

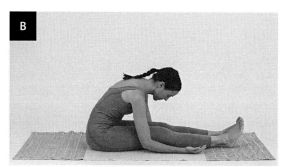

Mariposa lateral (atención al abdomen, el coxis y el plexo solar).

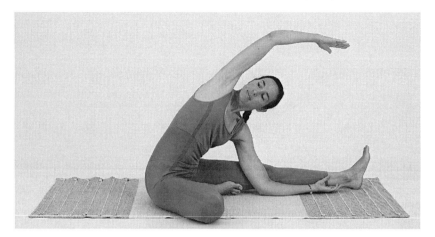

- Sentada en el suelo con las piernas estiradas, dobla la derecha y deja que la planta del pie se apoye en el interior del muslo. Si molesta la ingle puedes poner una manta sosteniendo la pierna. Cierra los ojos y entra poco a poco, acercándote lateralmente a la pierna estirada; si quieres más sensaciones, eleva el brazo y ponlo al lado de la cara.
- *Target area*: glúteo y cadera de la pierna doblada, interior del muslo de la pierna estirada, costado, cuadrado lumbar.
- Bandera roja: rodillas, articulación sacroilíaca.
- Tiempo: tres o cuatro minutos cada lado.

Libélula al centro.

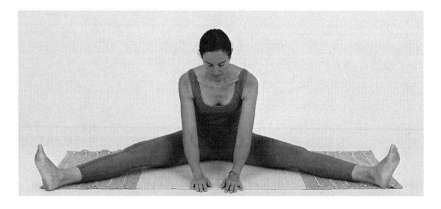

Yoga para la calma

- Respiración (1:1:1:0): inhalas en 4, retienes en 4 y exhalas en 4 durante dos minutos, luego 1:1 (inhalas y exhalas en 4) los dos últimos minutos.
- *Target area:* interior de los muslos e ingles, zona lumbar.
- Bandera roja: interior de la rodilla.
- Tiempo: cuatro minutos.
- Ajustes: siéntate en el borde de una manta si la pelvis se inclina hacia atrás. Apoya las manos por detrás de las nalgas en el suelo y sostente.

Balasana, respiración natural.

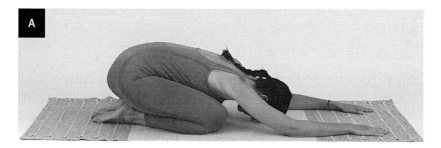

- Puedes poner las palmas de las manos juntas para equilibrar los hemisferios del cerebro (imagen *A*).
- *Target area:* columna, movimiento del abdomen al respirar, estiramiento de los empeines.
- Bandera roja: rodillas.
- Ajustes: siéntate sobre una manta, apóyate sobre un *bolster;* si las manos se duermen o molestan los hombros, brazos doblados o alrededor de las piernas (abajo, imagen *B*).
- Tiempo: tres minutos.

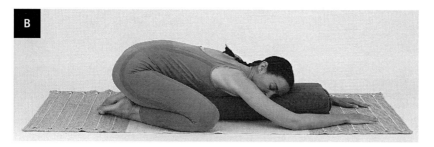

Torsión 1 pierna (alargando exhalación).

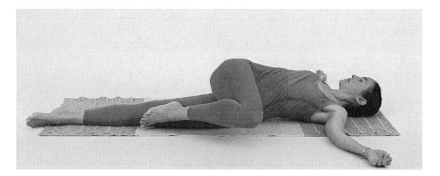

- Desde shavasana, dobla y abraza una rodilla y déjala caer por encima de la otra pierna. Brazos en cruz.
- *Target area:* costado, cintura, columna, abdomen.
- Bandera roja: ingles y articulación sacroilíaca.
- Ajustes: pon un soporte bajo la rodilla doblada si el suelo queda lejos y quieres sentir el apoyo. Brazos cerca del cuerpo si se duermen las manos. Soporte bajo el hombro si molesta que se eleve.
- Tiempo: tres minutos cada lado.

Oruga o caracol y alarga exhalación y último minuto pausa en vacío (1 o 2 tiempos).

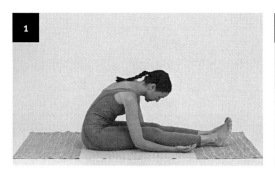
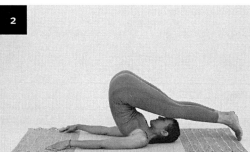

- Ten en cuenta que caracol es más intensa y lesiva para el cuello que oruga.
- *Target area:* toda la línea miofascial posterior.
- Bandera roja: cuello, columna.

Yoga para la calma

- Ajustes: dobla las rodillas en oruga o apoya los pies en un *bolster* en caracol; brazos a lo largo de las piernas o a los lados del cuerpo.
- Tiempo: tres minutos.

Septu bandasana con bloque.

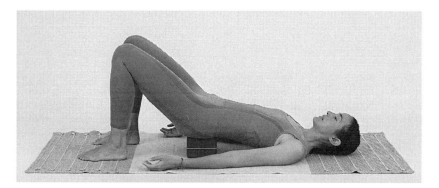

- El bloque o *bolster* sostiene el sacro, las piernas dobladas; el objetivo es la pelvis por encima del corazón, y este de la cabeza, para mejorar la circulación y tener los beneficios de una postura invertida en nuestro cuerpo: más foco, calma, introspección.
- *Target area:* es una postura suave que hacemos con un objetivo circulatorio y energético, no importa si hay sensaciones o no.
- Bandera roja: articulación sacroilíaca o dolor del sacro: bajar la altura.
- Tiempo: tres minutos.

Shavasana.

- Termina respirando inhalando en 6, reteniendo 1 o 2 tiempos, exhalando en 6 y reteniendo 1 o 2 tiempos, durante cinco minutos, observando cómo la mente y energía se funden.

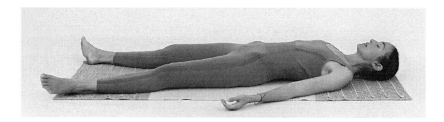

Secuencia para la vitalidad

- Chequeo inicial en makarasana, atención en expansión de la respiración en zona lumbar, riñones...

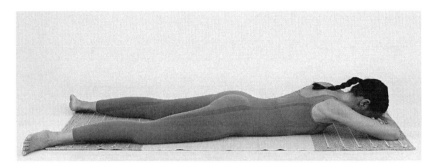

Anahatasana.

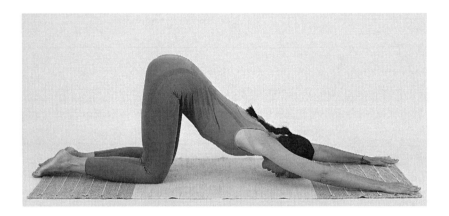

- Observa que las caderas están en línea con las rodillas. Desciende la frente hacia el suelo con los brazos a los lados de la cabeza. Apoya la barbilla y deja que la cara apunte al frente si quieres más intensidad.
- *Target area:* hombros y zona lumbar.
- Bandera roja: molestias en los hombros.
- Ajustes: pon el *bolster* o manta debajo del pecho para disminuir la intensidad. Dobla el codo si molesta y haz primero un lado y luego el otro.
- Tiempo: dos minutos.

Yoga para la calma

Malasana redondeando.

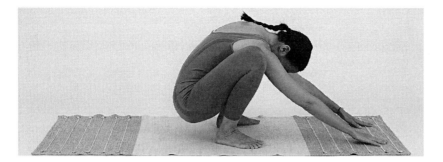

- Pies separados y dedos mirando hacia los lados (en dirección hacia donde se doblan las rodillas). Deja que el torso caiga suavemente entre las piernas, redondea la espalda, suelta la cabeza. Si se levantan los talones del suelo, está perfectamente bien.

- *Target area:* tobillos, parte inferior de las piernas, caderas, estiramiento de la espalda.

- Bandera roja: molestias en las rodilla o tobillos.

- Ajustes: pon una manta enrollada debajo de los talones para apoyarlos, un bloque para sentarte.

- Tiempo: tres minutos.

Dragón con ala.

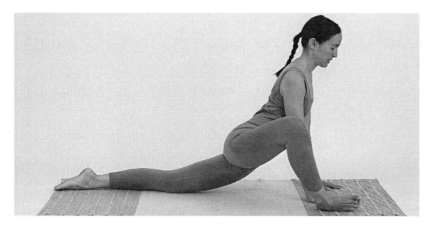

- La pierna doblada es la que nos sostiene, comienza con un ángulo de 90 grados, rodilla sobre el tobillo y deja que la pierna se abra hacia el lado dejando que el apoyo recaiga en el arco externo del pie. Apoya las manos o antebrazos en el suelo en el interior del pie. Pierna de atrás estirada.

- *Target area:* flexores de cadera de la pierna de atrás y glúteo/cadera de la pierna delantera.
- Bandera roja: flexores de cara de la pierna de atrás.
- Ajustes: apoya las manos en bloques, pon una manta para apoyar la tibia de atrás y que no moleste la rodilla. Pon un *bolster* o manta para detener el descenso de la pierna de atrás y evitar que sea demasiado intensa la postura.
- Bandera roja: salir poco a poco siempre, pero en esta postura más aún.
- Tiempo: tres minutos cada lado.
- Entre lado y lado puedes hacer durante unos segundos camello o medio hanuman para relajar y estabilizar los flexores de la cadera.

Ustrasana o camello.

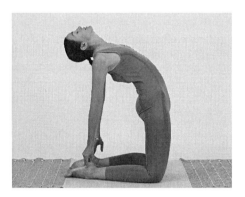

Ardha o medio Hanuman.

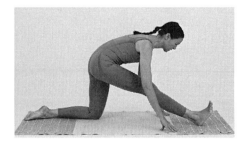

Media montura, alargando poco a poco la inhalación.

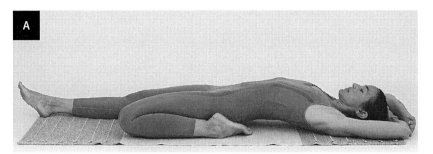

- Esta postura es bastante intensa por la rotación interna de la cadera y el estiramiento del cuádriceps, que solemos tener tenso. Siéntate en el interior del pie de la pierna doblada, con la otra pierna estirada. Ve recostándote, y donde notes las primeras sensaciones quédate ahí, quizá apoyando las manos detrás de las nalgas y casi sin tumbarte, está perfectamente bien. Recuerda: suavidad en las sensaciones siempre (imagen A).

- *Target area:* dedos de los pies, empeines, rodillas, cuádriceps, zona lumbar.

- Bandera roja: rodilla y empeines.

- Ajustes: apóyate sobre un *bolster*, o siéntate sobre el pie en vez de dejarlo al lado, lo que eliminará la rotación interna. Si molesta la rodilla siéntate sobre uno o dos bloques y utiliza bloques también para apoyar las manos. Si tienes más rango de movimiento, prueba a doblar la pierna opuesta y abrazarla (abajo, imagen B).

- Tiempo: tres minutos cada lado.

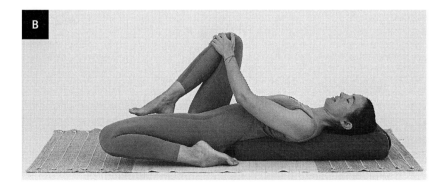

Apanasana en suelo, retén tras inhalación.

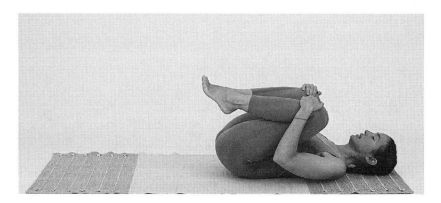

- Túmbate boca arriba y sujeta las rodillas, mantén un par de minutos inhalando en 4, reteniendo 1 o 2 tiempos (lo que estés cómoda) y exhalando en 4.
- Tiempo: dos o tres minutos.

Viparita karani.

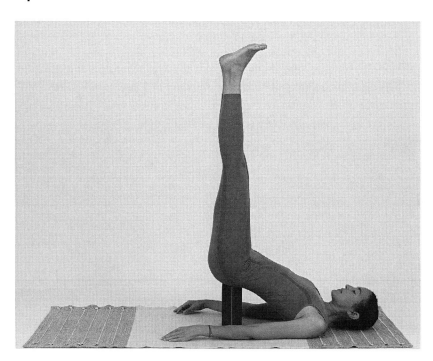

- Tumbada con las piernas dobladas y plantas de los pies en el suelo, eleva la pelvis empujando con los pies contra el suelo, y apoya el sacro en un *bolster* o bloque (experimenta con las alturas de estos), eleva las piernas perpendiculares al suelo.
- *Target area:* el objetivo de esta postura es circulatorio y energético, no buscamos sensaciones.
- Ajustes: mira la opción con silla si molesta el cuello, notas demasiada presión en la cabeza, molestan los flexores de cadera, etc.
- Tiempo: tres minutos.

Shavasana con *visama vritti* (2:1).

- Túmbate en la postura que es shavasana para ti y respira inhalando en 6-8 y exhalando en 3-4 tiempos.
- Tiempo: de cinco minutos en adelante.

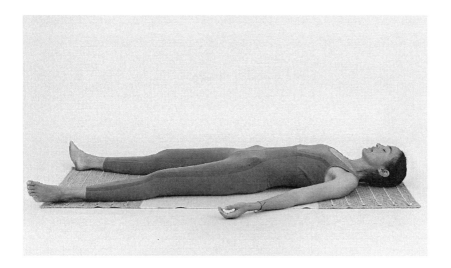

Secuencia para liberar

- Comienza con dos minutos de respiración *ujjayi* en siddhasana o sukhasana o virasana.
- Dos rondas de veinte kapalbhatis a ritmo medio, tomando unas respiraciones a ritmo natural entre rondas.

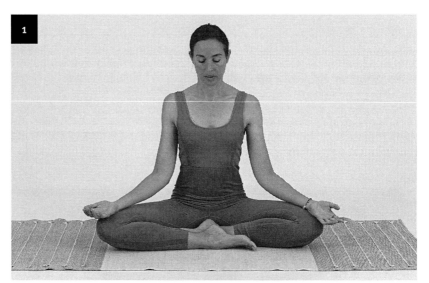

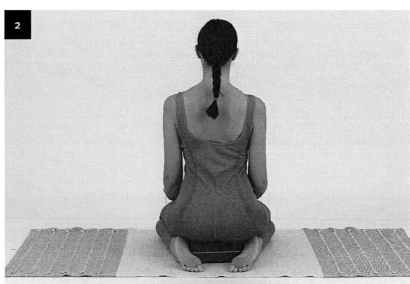

Yoga para la calma

Media libélula.

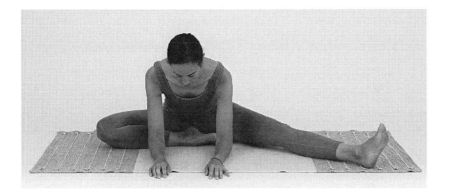

- Sentada en el suelo, separa las piernas y dobla la rodilla derecha acercando el talón a la ingle (es parecida a media mariposa pero con más separación entre las piernas). Flexiona hacia delante y redondea la espalda.
- *Target area:* interior de los muslos e ingles.
- Bandera roja: molestias en el interior de la rodilla.
- Ajustes: siéntate en el borde de una manta para equilibrar la pelvis, pon un *bolster* para apoyar el abdomen, pecho o antebrazos.
- Tiempo: tres minutos.

Ardha matsyendrasana.

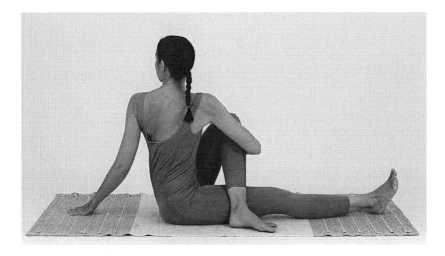

- Desde una posición sentada, dobla la rodilla derecha y apoya el pie en el suelo en el exterior de la pierna izquierda. Abraza con el brazo izquierdo la rodilla derecha y rota la columna hacia la pierna doblada.
- *Target area:* columna, presión en lado derecho del abdomen.
- Bandera roja: molestias en la articulación sacroilíaca.
- Ajustes: rota más suave, siéntate en el borde de una manta.
- Tiempo: tres minutos.

Medio nudo de zapato.

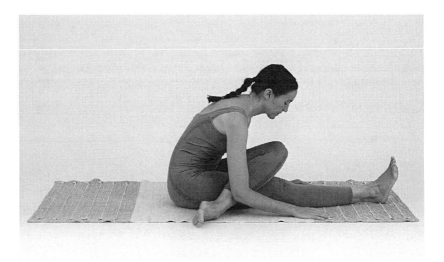

- Mira al frente (saliendo de la postura anterior), y lleva el talón derecho cerca de la nalga izquierda. Deja que la pierna doblada caiga sobre la estirada. Flexiona hacia delante.
- *Target area:* cadera derecha, isquiotibial y corva de pierna izquierda, columna.
- Bandera roja: rodilla derecha, molestias en la columna, demasiada tensión en el isquiotibial.
- Ajustes: pon un apoyo bajo la pierna derecha. Siéntate sobre una manta, desciende con la espalda recta, pon una manta enrollada bajo la rodilla izquierda para evitar la hiperextensión.
- Tiempo: tres minutos.
- Haz estas tres últimas posturas en el otro lado.

Medio bebé feliz.

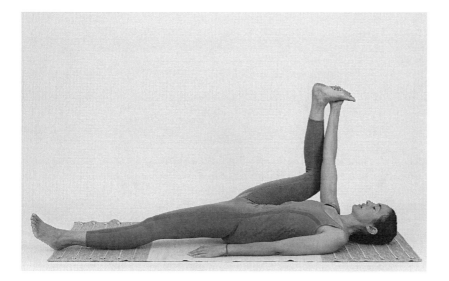

- Túmbate de espaldas y abraza la rodilla derecha, sujeta con la mano derecha el pie (dedo gordo, arco externo o interno, donde te resulte más cómodo) y ve extendiendo la rodilla para que la planta del pie mire al techo (desde la nalga hasta esta posición final, quédate en cualquier punto que consideres). La otra pierna puede quedar doblada y la planta del pie en el suelo o estirada.

- *Target area:* isquiotibial de la pierna doblada, flexores de cadera de la pierna estirada.

- Bandera roja: molestias en cuello y hombros por tensión: pon una manta debajo; sensaciones intensas en isquiotibial.

- Ajustes: deja que el sacro descienda hacia el suelo si deseas más intensidad en la postura, abraza la rodilla doblada si es suficiente ahí, la pierna estirada puede estar con el pie apoyado en el suelo.

- Tiempo: tres minutos.

Torsión con una pierna + 2 rondas de respiración kapalbhati.

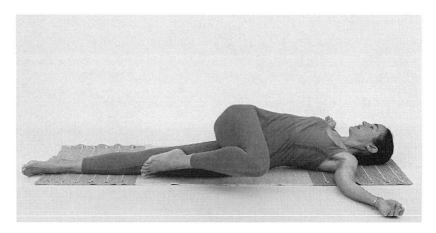

- Desde shavasana, abraza una rodilla y déjala caer por encima de la otra pierna. Brazos en cruz.
- *Target area:* costado, cintura, columna, abdomen, glúteo.
- Bandera roja: ingles y articulación sacroilíaca.
- Ajustes: pon un soporte bajo la rodilla doblada si el suelo queda lejos y quieres sentir el apoyo. Brazos a los lados del cuerpo si se duermen las manos. Soporte bajo el hombro si molesta que se eleve.
- Tiempo: alrededor de tres minutos cada lado. Los dos primeros minutos, respiración natural, y a partir del tercero hacemos rondas de veinte respiraciones kapalbhati.

Gato tira del rabo (1 ronda kapalbhati).

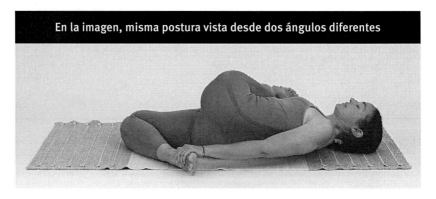

En la imagen, misma postura vista desde dos ángulos diferentes

Yoga para la calma

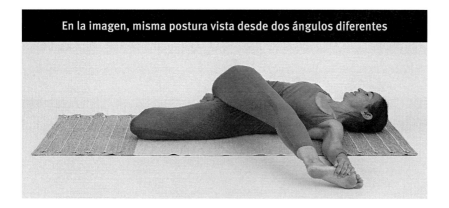

En la imagen, misma postura vista desde dos ángulos diferentes

- Desde la rotación en la que estás, dobla la pierna izquierda y sujeta el pie con la mano derecha. Extiende si puedes la pierna derecha y sujeta con la mano izquierda.

- *Target area:* costado, cintura, columna, abdomen, banda iliotibial de la pierna estirada (derecha) y cuádriceps de la pierna doblada (izquierda).

- Bandera roja: ingles y articulación sacroilíaca.

- Ajustes: pon un soporte bajo la pierna derecha si el suelo queda lejos, sujeta el pie con un cinturón o deja sin sujetar el pie. Igual con la pierna izquierda, dóblala y sujeta si puedes con la mano o un cinturón.

- Tiempo: alrededor de tres minutos cada lado. Los dos primeros minutos, respiración natural y a partir del tercero hacemos 2 rondas de veinte respiraciones kapalbhati. Haz estas dos últimas posturas (torsión + gato tira del rabo) en el otro lado.

Relajación con *sama vritti* (inhalación y exhalación igual de largas) en shavasana.

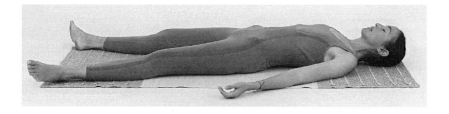

Secuencia para dormir

- Alarga la exhalación durante toda la secuencia. Comienza en sha-vasana con un *bolster* para expandir el pecho y profundizar en la respiración.

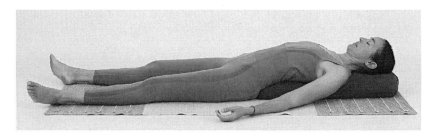

Cisne dormido. Dos opciones: si te molesta la rodilla doblada haz la opción *B*, tumbada de espaldas.

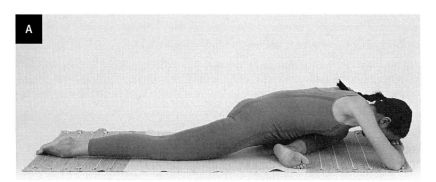

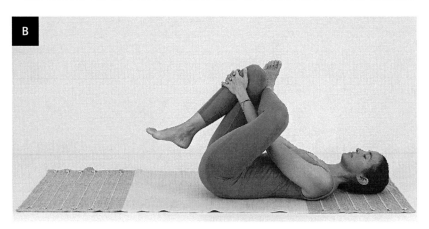

Yoga para la calma

- Desde la postura a gatas, pon el pie derecho entre las manos y llévalo hacia la mano izquierda, deja caer la tibia y si hay tensión en la cadera o molestia en la rodilla deja que el talón derecho se acerque a la ingle izquierda. Desciendo el torso hacia el suelo, puedes apoyarte en los antebrazos o sobre un *bolster* (imagen A).
- *Target area:* cadera derecha, flexor de cadera izquierdo.
- Bandera roja: rodilla derecha.
- Ajustes: pon un bloque o apoyo bajo la nalga derecha, haz la versión de la imagen B si tienes molestias en las rodillas.
- Tiempo: tres minutos cada lado.

Bananasana.

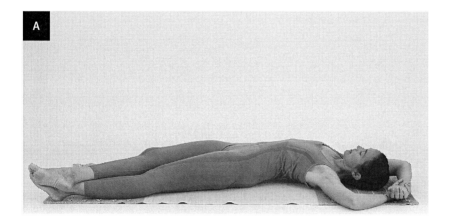

- Tumbada boca arriba, camina los pies hacia un lado y lleva el torso y brazos también hacia ese lado; tu cuerpo adquiere la forma de un plátano. Prueba con el cruce de pies que prefieras, o ninguno. Las nalgas no se elevan del suelo. Puedes hacer un marco con los brazos, sujetando los codos y poniéndolos a los lados de la cabeza (imagen A).
- *Target area:* costado.
- Bandera roja: articulación sacroilíaca, hormigueo en las manos.
- Ajustes: reduce el movimiento lateral, no cruces los pies. Puedes hacer Maja (en la siguiente página, imagen B). Si molestan los brazos, apóyalos sobre un *bolster* o acércalos al cuerpo.
- Tiempo: tres minutos.

Secuencias

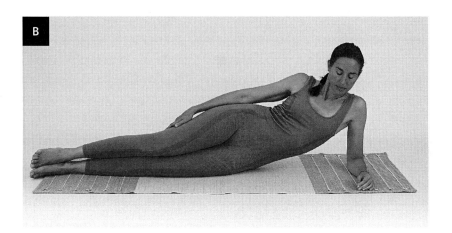

B

Ciervo con torsión y *bolster.*

- Sentada con las piernas dobladas y los pies a lo ancho de la esterilla, deja que las rodillas caigan hacia la derecha y estarás en la postura del ciervo. Rota hacia la pierna derecha, pon el *bolster* cerca de esa nalga. Pon las manos a cada lado del *bolster* y desciende hasta apoyarte cómodamente. Prueba con la postura más cómoda para el cuello al dejar la cara en dirección de las piernas o la opuesta.
- *Target area:* columna.
- Bandera roja: articulación sacroilíaca y lumbar.
- Ajustes: no rotes tanto hacia el *bolster* y quédate apoyando el costado.
- Tiempo: tres minutos.

En la imagen, misma postura vista desde dos ángulos diferentes

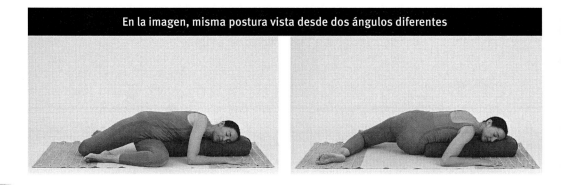

Yoga para la calma

Relajación final: piernas sobre una silla con manta en el sacro.

- Tiempo: entre cuatro y seis minutos.
- Termina unos últimos minutos en shavasana para estabilizar antes de ir a la cama.

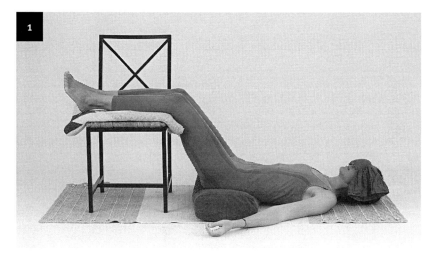

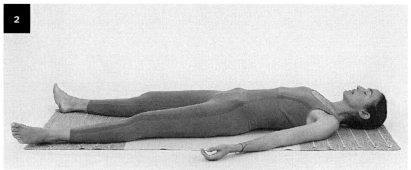

Recomendaciones generales para todas las secuencias

El tiempo es aproximado. Depende de la práctica, estilo de vida, lesiones y rango de movimiento de la persona que practica. Parto de esos tiempos teniendo en mente a alguien con las articulaciones que se trabajan en cada postura sanas. Con el tiempo quizá necesites estar más en las posturas. Y si tienes lesiones o poca movilidad, quizá menos, y observando los efectos de la práctica.

Siempre que trabajamos con lesiones debemos estar menos tiempo en las posturas y quedarnos con sensaciones más suaves aún de lo que lo hacemos con articulaciones sanas.

Sabemos que lo ideal es estar alrededor de tres minutos como mínimo en las articulaciones del centro del cuerpo (lumbar, caderas) para que se vayan soltando las resistencias y el estrés llegue profundo en los tejidos, pero siempre hay excepciones y una lesión o enfermedad es una de ellas.

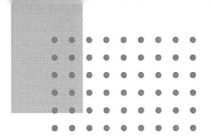

Explicación
de las preprácticas

- Nadi shodana.

- Brahmari.

- Chakravakasana.

- Apanasana.

- Kapalbhati (en sidhasana o sukhasana).

- Netra sanchalana.

- Apana kriyas.

Nadi shodana

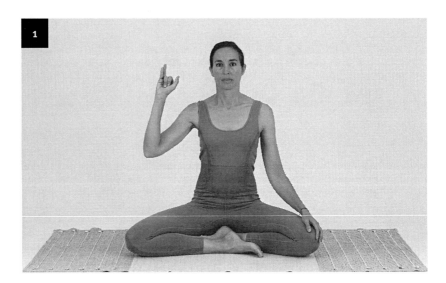

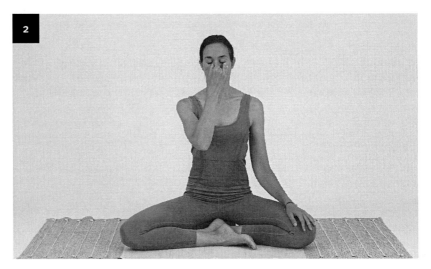

Nadi es el canal sutil por el que circula la energía y *shodana* significa 'limpiar'. Es una técnica de respiración en la que alternamos el orificio nasal por el que respiramos para equilibrar el flujo de energía entre dos *nadis* importantes:

- *Ida*: canal lunar, que termina en el orificio izquierdo de la nariz.
- *Pingala*: canal solar, que termina en el orificio derecho de la nariz.

Yoga para la calma

Estabiliza nuestra energía, es como un reseteo mental, nos ayuda a concentrarnos.

Para dirigir el aire por los distintos orificios podemos utilizar Vishnú mudra (en la imagen), o no utilizar los dedos y simplemente alternar nuestra respiración con la atención dirigiéndola hacia un orificio u otro.

Técnica:

1. Establece una respiración diafragmática: al inhalar, nota la suave expansión del abdomen, y al exhalar, cómo se recoge hacia la columna, suavemente sin forzar (6-8 respiraciones).

2. Eleva la mano y exhala por los dos orificios, y tapando el orificio derecho, inhala por el izquierdo; tapa el orificio izquierdo y exhala e inhala por el derecho, tapa el orificio derecho y exhala e inhala por el izquierdo... continúa alternando el orificio por el que respiras.

   Si no utilizas la mano, haz el recorrido del aire con tu atención.

Tiempo: siempre que estés cómoda, mantenlo dos o tres minutos. Trabaja a tu capacidad; si notas mareo, agobio, necesidad imperante de inhalar o exhalar... hazlo. No hay ningún beneficio en forzar la respiración. Practica respetando tu cuerpo, sin dañarlo (ahimsa) y con sinceridad respecto a tu capacidad (satya).

Al terminar, observa las sensaciones.

Contraindicaciones: embarazo, menstruación, fiebre, mareo, problemas cardíacos. Congestión nasal: hazlo mentalmente.

Importante: en la otra mano no hacemos ningún mudra.

Brahmari

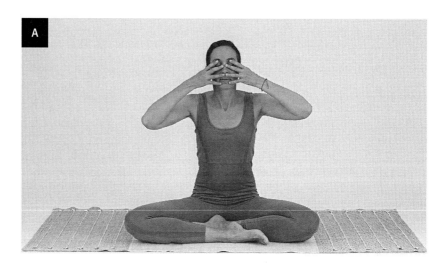

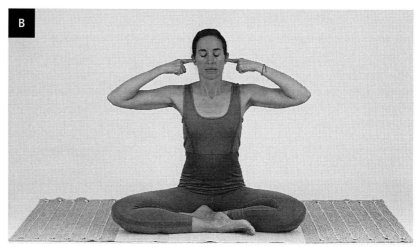

Traducido como 'sonido del zumbido de las abejas', podemos hacerlo con el mudra de la imagen *A* (shanmukhi mudra) o simplemente tapando los oídos (imagen *B*).

Técnica:

● Establece respiración diafragmática.
● Inhala por la nariz.

Yoga para la calma

● Exhala por la nariz generando el sonido del zumbido, dejando que vibre el centro de la cabeza.

Duración: de diez a quince rondas o dos minutos (siempre a tu capacidad, si hay sensaciones molestas detén la práctica).

Efectos: calma, concentración, activación del SNP.

Contraindicaciones: acúfenos.

Kapalbhati

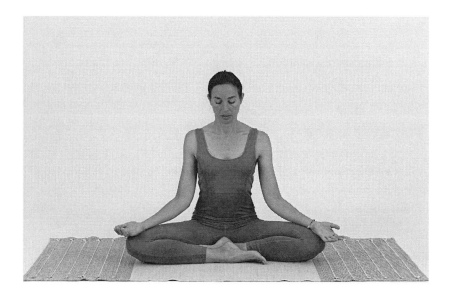

'Respiración del cráneo resplandeciente'. Se caracteriza por una inhalación pasiva y una exhalación activa en la que contraemos el abdomen en tres dimensiones (sensación de recoger también desde la zona lumbar y los lados de la cintura) hacia el núcleo del cuerpo. Hay distintas velocidades, y aquí buscaremos un ritmo medio.

Técnica:

● Establece una respiración diafragmática.
● Inhala y exhala empujando el abdomen en 3D hacia adentro,

como un suave golpecito. Al inhalar relajas el abdomen y entra la misma cantidad de aire que has exhalado. Continúa. Cada exhalación dura alrededor de cuatro o cinco segundos, en los que tu foco está en absorber el abdomen y vaciarte de aire. Continúa.

- No muevas el pecho ni tenses la cara.
- No hay mudras en las manos.

Duración: tres rondas de quince repeticiones (o a tu capacidad). Descansa entre rondas, toma unas respiraciones y observa el efecto.

Efectos: masajea los órganos del abdomen y calma la mente, a la par que nos despierta y activa.

Contraindicaciones: menstruación, embarazo, presión sanguínea alta, fiebre, molestias abdominales.

Chakravakasana

Es un suave movimiento al ritmo de la respiración en el que oscilamos entre dos posturas: a gatas (al inhalar) y balasana (al exhalar).

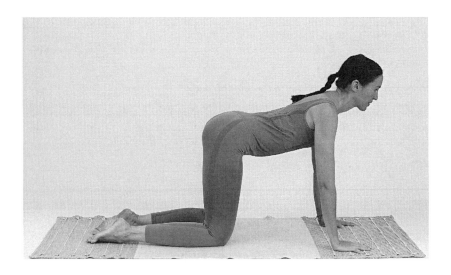

Yoga para la calma

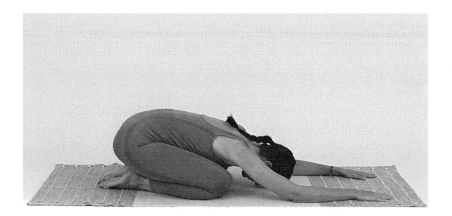

Puedes combinar con respiración *ujjayi* o natural, y el foco está en observar cómo la respiración tiene la capacidad de movernos y si hay irregularidades o dificultad, «arrugas» en algunas de las fases de la respiración o movimientos.

Técnica:

- Comienza en balasana, toma unas respiraciones hasta que notes estabilidad en la respiración. Aplica *ujjayi* si lo deseas.
- Comienza la inhalación, y un milisegundo después, el movimiento que te lleva a goasana (eleva la barbilla, echa los hombros hacia atrás y puedes curvar suavemente la columna —lo que también conocemos como bitilasana—).
- Al comenzar la exhalación, lleva la barbilla hacia el esternón a la par que redondeas la espalda y llevas las nalgas hacia los talones, curvando la zona lumbar.
- Continúa.

Duración: de siete a diez rondas al ritmo largo y pausado de tu respiración.

Efectos: moviliza nuestra energía, elimina tensión, masajea el abdomen y genera un suave movimiento de columna.

Contraindicaciones: problemas de rodillas; pon una manta sobre los talones o hazlo en posición sentada con el foco en movilizar la columna y absorber el abdomen en la exhalación.

Apanasana

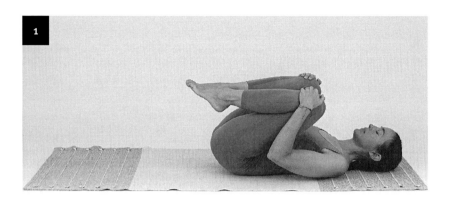

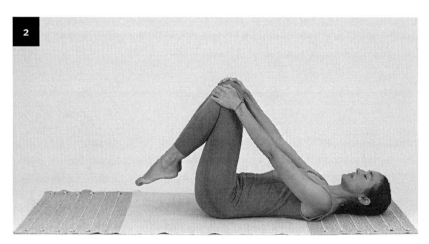

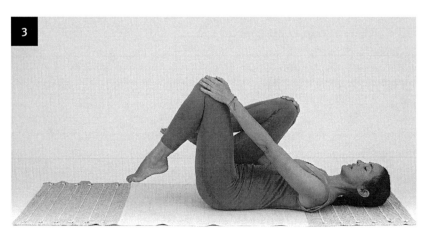

Yoga para la calma

Hay muchas maneras de practicar apanasana; el objetivo es eliminar *apana*, que es la energía de eliminación o corriente descendente de prana, pero también lo que en ayurveda se conoce como *vikrutis* de los *doshas* o desequilibrio en nuestra constitución.

Técnica:

- Tumbada de espaldas, abraza las rodillas con las piernas dobladas, mantén unas respiraciones con el foco en la exhalación y recoge el abdomen hacia la columna.
- Sujeta las rodillas y estira los codos; notarás que los muslos se alejan un poco del abdomen. Inhala.
- Exhala y acerca el muslo derecho hacia el abdomen. Inhala y aléjalo.
- Exhala y acerca el muslo izquierdo hacia el abdomen. Inhala y aléjalo.
- Exhala y acerca los dos muslos hacia el abdomen. Inhala y aleja los dos.
- Continúa…

Duración: unos seis ciclos más.

Observarás que el movimiento es corto y debe ser muy lento para que acompañe durante toda la respiración. Mantén tu atención en la respiración, la presión de las piernas sobre el abdomen.

Efectos: elimina irregularidades de la respiración y la vuelve más profunda, mejora problemas digestivos y de eliminación, masajea el abdomen.

Contraindicaciones: úlceras, problemas gástricos, embarazadas.

** Si no notas una suave presión en el abdomen,
puedes poner una manta o toalla sobre la zona inferior
del abdomen.*

Netra sanchalana o 'movimientos de ojos'

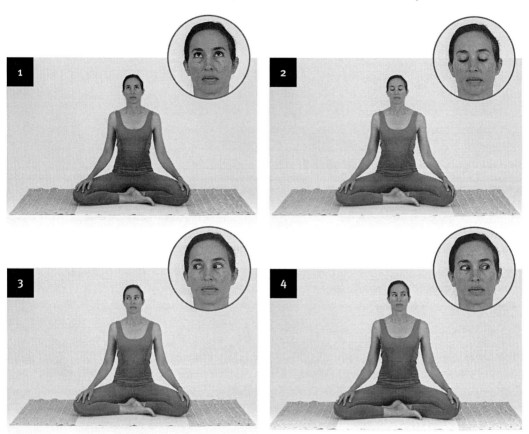

Activa la respuesta del SNP y desde el punto de vista del yoga nos ayudan a eliminar apana o desequilibrios que pueden aparecer como molestias en articulaciones, tejidos profundos, y picores o sensación de incomodidad e inestabilidad.

Técnica:

Haremos la práctica sentadas.

- Exhala y mira hacia arriba, inhala y mira hacia abajo (4-6 repeticiones).
- Exhala y mira hacia la izquierda, inhala y mira hacia la derecha (4-6 repeticiones).

- Rota los ojos alrededor de las cuencas, siendo las 12:00 la mirada hacia arriba (las cejas) y las 18:00 hacia abajo. Empieza a las 12:00 y ve haciendo el recorrido hacia las 13:00, 14:00, etc. Termina en las 12:00, cierra los ojos y relaja durante unas respiraciones. Haz el sentido contrario.
- Termina el ciclo frotando las palmas de las manos y apoyándolas sobre los ojos para que se relajen.

Efectos: calma, concentración, sensación de estar cómodas en nuestra piel.

Secuencia de apana kriyas

Son movimientos que sirven para eliminar molestias de articulaciones, tejidos profundos y picores o sensación de incomodidad, inquietud...

- Lo más importante es que el movimiento sea lento y con la respiración.
- Sentada con las piernas estiradas: exhala y lleva los dedos de los pies hacia las tibias, inhala y estira apuntando los dedos de los pies como una bailarina (5-6 veces).

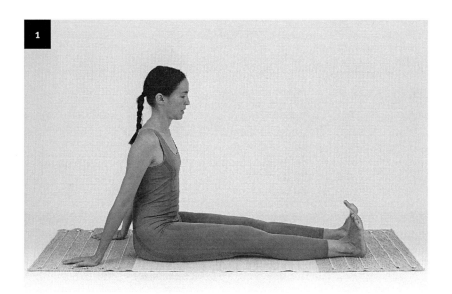

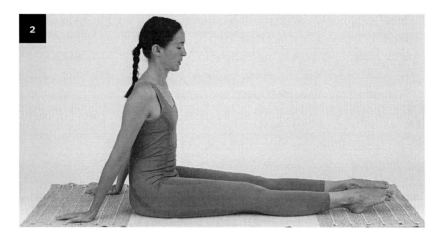

● Exhala y lleva los dedos de los pies hacia dentro, inhala y mueve los dedos de los pies hacia los lados, afuera (5-6 repeticiones).

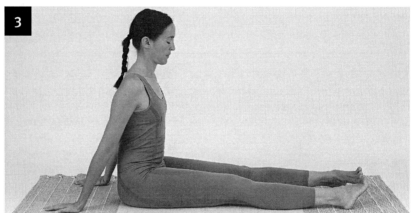

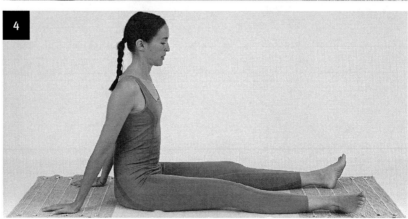

Yoga para la calma

Inhala y dobla la rodilla deslizando el pie por el suelo, exhala y deja que la rodilla caiga hacia el lado, inhala mientras la rodilla vuelve a apuntar al techo, exhala y estira la pierna (4 repeticiones alternando cada pierna).

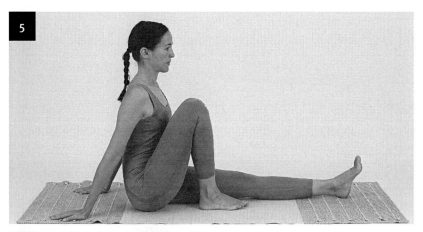

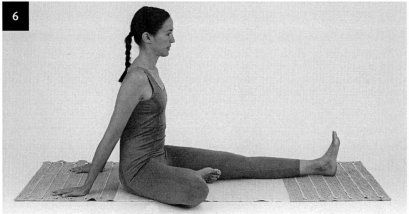

Rotación de hombros

- Manos apoyadas en los hombros, codos paralelos al suelo. Exhala y acerca los codos y apunta hacia el techo, inhala y completa el círculo llevando los codos hacia atrás y al suelo (4 repeticiones, y otras 4 hacia la otra dirección).

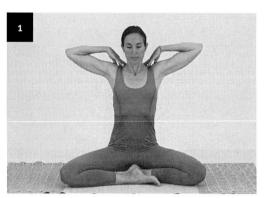 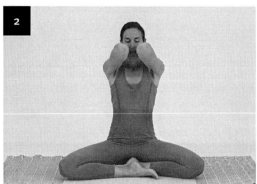

- Extiende los brazos paralelos al suelo y entre sí, con las manos cerradas en un puño, y exhalando rota las muñecas hacia adentro, inhala y termina la rotación hacia afuera (5-6 repeticiones y otras tantas cambiando el sentido de la rotación).

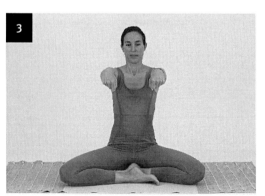 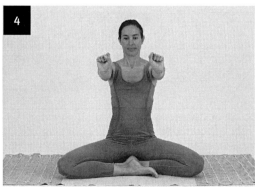

- Exhala y deja que la barbilla caiga hacia el esternón, inhala y apunta hacia el techo (5 repeticiones); exhala y lleva la barbilla hacia el hombro derecho, inhala y la barbilla hacia el hombro izquierdo (5 repeticiones). Exhala y lleva la oreja derecha hacia

Yoga para la calma

el hombro derecho, inhala y la oreja izquierda hacia el hombro izquierdo (5 repeticiones).

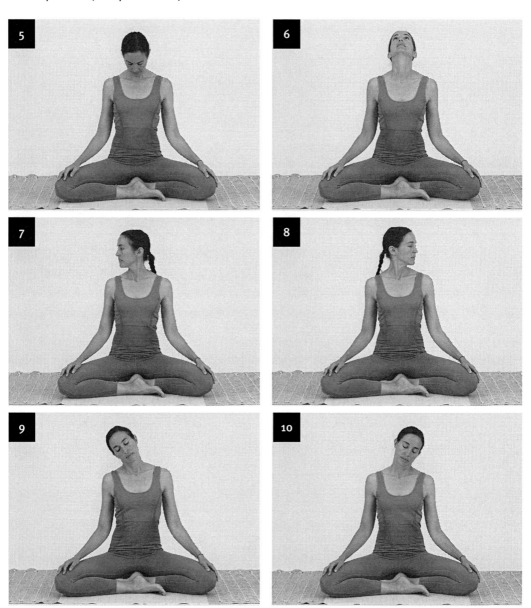

Puedes hacer la secuencia completa o solo algunas de ellas. Uno de los aspectos más importantes es la lentitud, no aceleres la respiración y haz el movimiento lento y con plena atención.

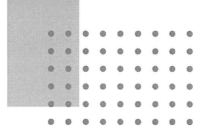

Conclusiones

Cada vez que cultivamos un nuevo estado de ánimo, actitud, sentimiento, en nuestra práctica, en nuestro día a día, estamos cambiando la carga química de nuestro cuerpo. Cada célula vibra y recibe esa información: calma, relajación, espacio, amabilidad, suavidad, aceptación… en vez de estrés, prisas, búsqueda de perfección, angustia, ansiedad, miedo, ira… Son pequeños actos de rebeldía diaria, comenzamos una revolución desde nuestro interior.

Uno de los aspectos más importantes de ir a nuestra esterilla a practicar el arte de la calma y la relajación es que no seguimos órdenes, sino que aprendemos que tenemos la decisión de cómo mover y qué hacer con nuestro cuerpo, y dónde poner la mente. Esta elección nos da la sensación de control sobre nuestras vidas. Se abre una puerta que nos invita a explorar sobre qué otras cosas tenemos control y capacidad de decisión, escapando del dominio de lo que recibimos cada día en miles de formas (publicidad, opiniones, estilo de vida, moda, tendencias…).

Cada emoción se convierte en nuestra realidad molecular en forma de elementos bioquímicos llamados catecolaminas u hormonas del estrés. Como dice Deepak Chopra: «Donde va un pensamiento, un químico va con él».

De manera que la práctica no es algo que simplemente hacemos, sino que se vuelve un espacio que cultivamos en nuestro interior, un lugar al que volver.

Yin Yoga, relajación, meditación, reflexión personal… Todo son prácticas reflexivas cuyo objetivo es una relación más profunda con nosotros mismos. Puede sonar egoísta, pero solo atendiendo y cuidando nuestro interior podremos tener una relación sana y verdadera con el mundo a nuestro alrededor.

Yin Yoga o cualquiera de las prácticas aquí descritas consisten en hacer una pausa, son «*stop and smell the roses*», detener la bola de nieve de cada día para llevar nuestra atención al interior, de donde surgen verdades profundas y verdadero conocimiento. Las cosas estudiadas se olvidan rápidamente, pero las que ponemos en práctica y vivimos se transforman en sabiduría de por vida.

Hay una enorme presión social y de los medios de comunicación por ser productivos las veinticuatro horas del día, por estar entretenidos y en lo alto de la montaña rusa todo el tiempo posible, de manera que también podamos consumir y consumir. Ese es el sostén de nuestras sociedades occidentales. Y picamos el anzuelo y presumimos de agendas llenas, reuniones infinitas, vivir con mucha prisa, no tener tiempo, estar malhumorados… Nos hace sentir importantes, ocupados, exitosos. ¿Ante quién? Es una pregunta interesante que hacernos.

Yin Yoga & co. (por referirme a las distintas prácticas de este libro) son un pequeño corte de mangas al sistema. Así lo veo. Es vernos desde fuera, con la lengua colgando, exhaustos y dando vueltas en la rueda de hámster y decidir pararlo todo y dedicarnos tiempo. Y no hace falta nada más, ni caros productos de belleza, ni vacaciones a destinos paradisíacos ni una estancia en un *spa*. Por supuesto todo eso hace maravillas, y son descansos muy necesarios. Pero necesitamos hacer algo en el día a día para nuestro bienestar, salud, relajación, para contrarrestar todas las prisas desaforadas, miles de proyectos, agendas abultadas. Nuestro cuidado personal no reside en seguir consumiendo y huyendo sino en estar presentes, reconocer todo el brillante celofán que nos envuelve y decidir parar. Recuerdo el final de una frase que decía «…la vida puede seguir sin ti durante unos instantes». Y es cierto, atrévete a probarlo.

No hacer nada, no consumir, no buscar. Todo lo que necesitamos está en nuestro interior, no hace falta ir muy lejos, aunque sí recorreremos largas distancias en las llanuras del espíritu.

Solo hay que sacar tiempo y ser constantes, pues lo que hacemos a diario tiene el poder de transformarnos. Ojalá fuera tan fácil como irnos

Yoga para la calma

de viaje, escaparnos y volver renovados. Pero los cambios ocurren cuando nos enfrentamos a lo que hay dentro y dejamos de ignorarlo, cuando continuamos prendiendo chispas en ese cableado neuronal.

Nuestro SN se remodela a cada momento. Cuando le proporcionamos experiencias que nos llevan hacia el estado vagal ventral reforzamos esta vía, nos será de más fácil acceso, proporcionándonos seguridad y la capacidad de conectar con los demás. Desde aquí podemos ver el mundo de otra manera, cambiar nuestra historia. Pero además nuestro SN está en comunicación constante con los de las personas que nos rodean, y cuando la comunicación es de seguridad y confianza, es como extender los brazos y tender una mano a los demás, es una manera de actuar en los SN ajenos. Pues los estados autónomos se «contagian» o imitan, y podemos cambiar ciertas respuestas adaptativas con las que navegamos, «herencia» de nuestros padres (y de generaciones más allá), cortar con este ciclo y buscar esa regulación en nuestra familia, con nuestros hijos, y cambiar así los de la comunidad a nivel global.

Recuerda que la actividad constante nos lleva a asfixiar nuestro SN, delicado y adaptable, a llevarlo al límite y empezar a tener dolencias que terminamos considerando normales: «Yo es que tengo ansiedad», «sufro de acidez», «tengo problemas para dormir»… muchas veces «solucionadas» a base de medicamentos o suplementos.

Pero al suplementar solo seguimos sobrecargando nuestro cuerpo. Y recurrir a medicamentos es como poner un parche, el sistema tratado no podrá funcionar tras un tiempo, se ha vuelto perezoso o se ha olvidado, lo que tiene efectos en el resto de sistemas de nuestro cuerpo.

Considera estas prácticas como la pildorita diaria de bienestar y cuyos residuos son de calma, felicidad, contento, bienestar, a largo plazo.

Empieza poco a poco, pueden ser prácticas cortitas, dos o tres días en semana. Y ve observando. Más si te sientes motivado pero muchas veces se queda en motivación. Empezamos con prácticas extensas y demandantes que no tienen aún espacio en nuestras ajetreadas vidas y terminamos dejándolas de lado. Es mejor empezar poco a poco, y cuando se hayan hecho sitio, quizá ir dedicándoles cada vez unos minutos o espacios más.

La práctica de yoga nos acompaña siempre, se adapta a nuestra vida. Por eso no hay que poner el foco en el aspecto físico. Es cierto que movernos es clave para que nuestro cuerpo esté sano, estemos cómodas en nuestra piel. Pero vendrán cambios de todo tipo: embarazos, enfermedades, lesiones, envejecimiento, nuevas responsabilidades, vacíos, temporadas de tensión y emociones turbulentas, que van a dejar huella en nuestros cuerpos y esquemas de vida. La práctica de yoga irá cambiando junto con nosotros, como una vieja amiga que nos conoce bien y siempre echa luz sobre aquello que no queremos ver y necesitamos cambiar, muchas veces en forma de verdades amargas (pero necesarias).

De manera que suelta las expectativas sobre cómo debería ser tu práctica hoy o cómo te deberías sentir, y comienza o retoma. Adapta cuando lo necesites, no te quedes en lo cómodo, reflexiona y busca el punto de fricción para que haya transformación.

Y recuerda todos estos guiños:

- Cuanto más te esfuerzas, más te alejas.
- Cuanto más sueltas, más te acercas.
- Pero tienes que buscar el término medio entre esforzarte y soltar.
- Si puedes definir el estado de yoga… quiere decir que no lo has alcanzado.
- Cuanto más lo intentas entender o definir con palabras, más inasible, irreal y lejano resulta.
- Lo que buscas ya está en ti.
- No hay nada que despertar, ¡ya lo está!, eres tú el que tiene que despertar ante ello.

Os deseo ilusión y motivación. Por supuesto, os deseo calma para poder enfrentar las distintas aristas que se presenten. Porque el gran viaje está asegurado.

Tamara Suárez Cabo

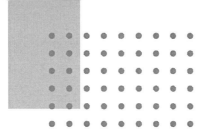

Glosario

«Si no lo puedes definir sencillo es que no lo has entendido bien» dice mi amiga Carmen V.

En este glosario intento dar definiciones claras y precisas de cada término utilizado en el libro y que puedan resultar poco familiares para ti, lector.

En las palabras relacionadas con yoga es más difícil. El sánscrito es un idioma complicado que, dependiendo de muchos factores y contextos, pueden significar cosas distintas.

Elijo las definiciones más claras y que pueden hacer comprensible el término y el contenido recogido en el libro. Optar por esta selección no significa que sean las únicas, pero sí un buen punto de partida para empezar a integrar estos términos y familiarizarnos con ellos.

A

Ahimsa: «no violencia», una de las premisas o primeros pasos del Yoga (dentro de los yamas recogidos por Patanjali).

Apana: es un término «paraguas» que recoge varias definiciones. Según el contexto, se puede referir a los vikrutis o desequilibrios de los doshas o a una de las subcorrientes o subdoshas de prana encargada de las funciones de eliminación.

Asana: cada una de las posturas de yoga. *Asa* significa «sentarse», la mente se sienta en el cuerpo en las distintas posturas.

Autorregulación: capacidad de control de pensamientos, emociones y acciones con estrategias personales.

Ayurveda: sistema de medicina tradicional de la India.

B

Bandera roja: expresión para alertar de las zonas donde no queremos sentir sensaciones o debemos prestar atención de que no sean muy intensas (si coincide con la «Target area»).

Bolster: cojín alargado que se utiliza en yoga para sostener distintas zonas del cuerpo.

C

Chakras: centros de conciencia circulares, ruedas de energía, vórtices donde convergen distintos canales energéticos (dentro del cuerpo sutil).

Corregulación: la capacidad de regularnos emocionalmente a través de las relaciones interpersonales.

Corteza prefrontal: zona delantera o anterior de la corteza cerebral o lóbulos frontales del cerebro.

Cuerpo sutil: «sukshma sharira» en sánscrito es el cuerpo energético en la práctica de yoga.

CVD: Complejo Vagal Dorsal, rama o subdivisión del nervio vago (SNP) que proporciona la respuesta «congelado, inmovilizado, bloqueado».

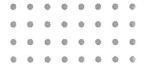

CVV: Complejo Vagal Ventral, rama o subdivisión del nervio vago (SNP) que proporciona el estado de compromiso social, seguridad y conexión.

D

Dharana: concentración.

Dhyana: Meditación (no como verbo, sino como estado).

E

Estrés: la respuesta del cuerpo ante el cambio.

Estrés negativo: Cuando el estrés se perpetúa y tiene efectos negativos sobre el organismo.

Estrés postraumático (TEPT): el resultante a verse expuesto a un estrés que amenaza nuestra vida y que puede generar algunos o todos los síntomas recogidos en el Trastorno de estrés post-traumático.

H

Homeostasis: capacidad de mantener el equilibrio óptimo entre los distintos sistemas y funciones del cuerpo.

I

Interocepción: reconocer qué siento en el interior de mi cuerpo.

K

Karma: acción, ley cósmica o transcendente, relación entre actos y consecuencias que derivan de ella. Conjunto de sellos o impresiones que heredamos de vidas pasadas (depende del contexto).

Kriya: acción que, en el ámbito del yoga, implica una acción purificadora o de limpieza (a nivel energético).

M

Mantra: conjunto de sílabas en sánscrito que generan una experiencia.

Marma: puntos sensibles donde el cuerpo sutil y el físico convergen.

Mauna: silencio interior, mental.

Mindfulness: Atención al momento presente sin juzgar. Las prácticas que ejercitan esta capacidad se les llama *mindfulness*.

Mudra: Sello o corriente de energía. Son gestos corporales o concentración mental (hay de manos, cuello, lengua, cuerpo, ojos o focos de atención entre otros).

N

Nadis: canales energéticos.

Nervio vago: un nervio craneal responsable de la respuesta parasimpática en el organismo.

Neurocepción: el análisis constante por parte del SNA de nuestro entorno y lo que ocurre en nuestro interior para identificar señales de riesgo/peligro.

Neuroplasticidad: la capacidad del SN de cambiar, modificarse ante distintas experiencias.

Neurotransmisores: mensajeros químicos que comunican los mensajes entre neuronas y con cierto tipo de células.

Nirvana: liberación del sufrimiento.

P

Prana: unidad primaria de energía. La fuerza vital que sustenta al ser humano y cualquier aspecto de la creación.

Pranayama: extensión y/o control de prana. Suele referirse a técnicas yógicas de respiración para cultivar prana.

Pratyahara: retirar o recoger la atención de los sentidos y llevarla a nuestro interior.

Props: material utilizado en yoga para sostener, apoyar y facilitar o dificultar las distintas asanas. Suelen ser manta, cinturón, bloque, *bolster*…

Propiocepción: la capacidad de saber la posición exacta de nuestro cuerpo y cómo se mueve en el espacio.

R

Rango de movimiento: la capacidad de movimiento que tiene una zona del cuerpo.

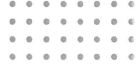

Resiliencia: capacidad de adaptación de un ser vivo frente a un evento adverso. La capacidad de volver a nuestro estado de equilibrio una vez que este evento ha pasado.

S

Sama vritti: *Sama*, «igual», *vritti*, «fluctuación», cuando inhalación y exhalación duran lo mismo.

Samadhi: mayor estado de concentración que nos lleva a la unión con la mayor realidad o Ser.

Satya: «sinceridad», «honestidad», uno de los primeros pasos del yoga (dentro de los yamas recogidos en el los Sutras de Patanjali).

Shanti: «Paz», en sánscrito. La emoción de la que surgen el resto de emociones y donde buscamos que se disuelvan.

SNA: Sistema Nervioso Autónomo, división del Sistema Nervioso Periférico encargado de las funciones involuntarias del cuerpo.

SNS: Sistema Nervioso Simpático o respuesta «lucha-huida» del SNA.

SNP: Sistema Nervioso Parasimpático o respuesta «descanso y digestión» del SNA.

Soma: ambrosía, planta mística, esencia de la mente. Cambia según la perspectiva del yoga, Los Vedas… En este libro se refiere a su sentido en Ayurveda: mente última tranquila, sutil, armoniosa y contenta.

Somático: referente al cuerpo físico.

T

Tantra: texto, teoría, sistema, instrumento, «tejer». Tradición esotérica y filosófica del Yoga que influyó en el hinduismo y budismo. En este libro siempre hablo de Tantra clásico (no Neotantra).

Teoría polivagal: formulada por Stephen Porges sobre las distintas ramas del SNP y su relación con las respuestas de supervivencia.

Target area: la zona del cuerpo, donde buscamos tener sensaciones de estimulación suave en las posturas.

U

Ujjayi: respiración victoriosa, se hace cerrando parcialmente la glotis, genera un suave sonido de aspiración y sirve para concentrar la mente y calmarnos. Si se hace muy fuerte o forzado tiene el efecto opuesto.

V

Vikruti: desequilibrios de los doshas.

Visama vritti: Cuando inhalación y exhalación no son igual de largas.

Vritti: fluctuación, cambio, inestabilidad.

Yang Yoga: estilos de yoga basados en la activación muscular, más movimiento, más activo… Por ejemplo: Hatha, Vinyasa, Ashtanga, Kundalini, *power yoga*…

Yin-Yang: concepto filosófico taoísta que describe la unión y relación de fuerzas opuestas.

Yin Yoga: estilo de yoga en el que trabajamos el tejido conectivo profundo. Se caracteriza por posturas pasivas, cuerpo relajado (en la medida de lo posible) y mantener más tiempo las posturas. Un estilo introspectivo que invita a recoger nuestra atención en prácticas meditativas.

Yoga: las distintas prácticas y técnicas que nos llevan al estado de Yogah.

Yoga terapéutico: enfocado en calmar el sistema nervioso, las posturas suelen ser pasivas, sobre el suelo y con el uso de material de yoga para establecer en posiciones al cuerpo que favorezcan la respuesta parasimpática.

Yogah: estado de consciencia resultado de practicar yoga.

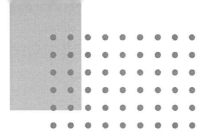

Relación de prácticas recogidas en el libro

Yoga para la calma

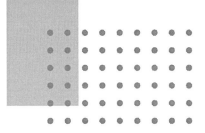

Agradecimientos

«¿Quién soy?, te preguntas.

Estoy hecho de

Todas las personas que he conocido

Y todas las cosas que he experimentado.

Dentro guardo la risa de mis amigos,

Las discusiones con mis padres,

El parloteo de los niños pequeños

Y la calidez de los desconocidos amables.

Dentro está la costura de corazones rotos,

Palabras amargas de riñas acaloradas,

Música que me transporta y emociones que no puedo expresar.

Estoy hecho de esas personas y momentos.

Eso es quien soy».

. . . . MING DI LIU . . .

Quiero agradecer a distintos profesores y autores, pues este libro no existiría si no hubieran aparecido en mi camino. En concreto, a Bernie Clark, del que aprendí todo lo referente al aspecto físico de la práctica, a Paul Grilley y su enfoque funcional, que me han ayudado a entender mi cuerpo más allá del Yin Yoga, y por supuesto a Indu Arora, que es inspiración constante y me ha enseñado sobre el YOGA, qué es y qué no es, y cómo se estructura todo. Ha dado nuevo sentido a lo que llevaba practicando desde hace años. Todo el apartado de emociones desde el punto de vista del yoga, y muchas cosas más, lo he aprendido con ella, dando una dimensión y profundidad nuevas a mi práctica. No me olvido de los que me han enseñado sobre la teoría polivagal para de esta manera entender acerca de mis relaciones, emociones y comportamientos, explicando muchas cosas que han echado luz sobre experiencias del pasado que ahora puedo empezar a integrar, explicar y sanar.

Agradezco por supuesto a muchos más profesores y a los múltiples autores que cito en el libro (e infinitos más, como ávida lectora que soy) por permitirme entender, vivir y tener en mi cara una sonrisa de reconocimiento, de que «tiene sentido». Con sus bellas palabras me han permitido establecer conexiones y comprender cosas que internamente sabía, pero que necesitaban la catarsis de un poema o una frase para que prendieran una chispa en mi cerebro, en mis tejidos, abriendo camino, dándome confianza para que encontrara mis propias expresiones y reflexiones, recogidas muchas de ellas en este libro.

No puedo dejar de agradecer a mis alumnos de las clases o las formaciones de yoga, ya sean Yin o cualquier otro estilo. Sin vuestras preguntas, sin que pusierais en duda lo que creía que sabía, no habría podido buscar respuestas, seguir investigando, intentar mejorar. Vuestro cariño, apoyo y respeto me han ayudado a reconocer lo que tenía que ofrecer y a superar la inseguridad y el miedo para... ofrecerlo, esforzándome por brindaros la mayor calidad de la que soy capaz y unas clases que os devolvieran la comunicación con vuestro cuerpo y os inspiraran. Sois imprescindibles para que haya podido recorrer mi camino como profesora, que ahora se recoge en este libro.

Gracias a Borja Sainz, por millones de cosas, pero me voy a quedar en lo profesional. Simplemente no sería profesora de yoga y este libro no existiría si no hubiera sido por ti. Recuerdo la primera vez que te vi, es curioso cómo esa imagen la tengo grabada en mi mente, algo en mi interior ya sabía que mi vida estaba a punto de cambiar de una manera maravillosa. Has confiado en mí, me has zarandeado mentalmente para sacarme de mi zona de confort y hacerme salir al ruedo de dar mi primera formación de Yin o lograr tener estas páginas entre las manos.

Yoga para la calma

A mi abuela María, que me enseñó el amor por las palabras, por las historias, por la poesía. Me enseñaste a admirar la belleza y la ternura, a establecer conexiones, a reconocer lo que es justo y defenderlo. Todo lo bueno que hay en mí lo he descubierto a través de ti, incluso mucho después de que te hubieras ido. Siempre has sabido «verme». Estás en mi mente cada día.

Releyendo estos agradecimientos, veo los pequeños milagros en forma de personas que han sido imprescindibles para que este libro esté aquí. Escribir ha sido tarea simple comparada con la del que «teje los hilos», la vida, su originalidad y capacidad de inventiva increíbles, entrelazando encuentros y situaciones imposibles y aparentemente frágiles de ambientes, personas, circunstancias en el tapiz maravilloso que es mi vida.

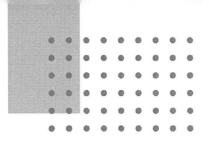

Fuentes

Las fuentes del libro proceden de mi experiencia como profesora y mis reflexiones durante y después de cada práctica, así como de cosas que he leído ya sea en libros, artículos, o de frases cogidas al azar, retazos de conversaciones... No he buscado las fuentes *a posteriori*. Muchas de ellas las tengo apuntadas, leo con avidez desde que tengo uso de razón y siempre he anotado las frases, ¡¡incluso textos!!, que me cautivaban. Por lo que... tengo mi casa llena de libretas con apuntes, notas y papeles, e igual con el ordenador y el móvil, lleno de pantallazos de textos, etc. Más que las imágenes, me impactan las palabras. Y nunca pensé escribir un libro, así que tampoco fui muy precisa al apuntar el origen de todo lo leído.

Todas las fuentes que recuerdo están detalladas y se hace referencia a ellas durante el libro o en los agradecimientos.

NOTAS